Risk Management Manual

在宅ケア

"生活の場"の
リスクをさらに検証!

リスクマネジメント マニュアル

第2版

編集・執筆
宮崎 和加子

執筆
小菅紀子／竹森志穂
平野智子／松井知子

日本看護協会出版会

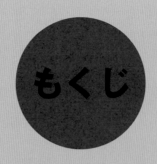

はじめに　006

総論 **在宅ケアにおけるリスクマネジメントとは**　009

リスクマネジメントをめぐる最近の状況　010
在宅ケアのリスクの特徴　011
在宅ケアでのリスクマネジメントの目的　014
在宅ケアにおけるリスクマネジメントの全体像　016
リスクマネジメントの流れ　017
リスクマネジメントとは　018
インシデントとは　020
ヒヤリハットとは　022
事故とは　025
実際の事故の種類と頻度　027
事故の被害者、影響レベルを共有する　030
リスクマネジメントの要①　A『予防対策』　034
　予防対策マニュアルの整備　035
　ヒューマンエラー対策　036
　教育システムの整備　039
　手順書の整備・設置　040
　基本的な感染対策マニュアルの整備　041
リスクマネジメントの要②　B『事故対策』　043

　　　　リスクマネジメントの要③　C『事後対応』……………… 046
　　　　　誘因・原因を分析する ……………………………………… 047
　　　　　分析結果は共有し活用する ………………………………… 051
　　　　　リスク感性を磨くトレーニングと自覚 …………………… 052

事例で学ぶ　事故事例と分析 ── 053

　　01　在宅輸液療法 ………………………………………………… 056
　　02　胃ろう ………………………………………………………… 058
　　03　人工呼吸器 …………………………………………………… 062
　　04　在宅酸素療法 ………………………………………………… 066
　　05　内服薬 ………………………………………………………… 069
　　06　膀胱留置カテーテル ………………………………………… 072
　　07　麻薬製剤 ……………………………………………………… 075
　　08　インスリン注射 ……………………………………………… 078
　　09　針刺し ………………………………………………………… 081
　　10　爪切り ………………………………………………………… 084
　　11　転倒・打撲 …………………………………………………… 087
　　12　皮膚損傷・熱傷 ……………………………………………… 090
　　13　ペット ………………………………………………………… 093
　　14　破損・紛失 …………………………………………………… 096
　　15　事務的作業・連絡 …………………………………………… 099
　　16　忘れ物 ………………………………………………………… 102
　　17　携帯電話・スマートフォン ………………………………… 105

報告と学習　リスクマネジメントを浸透させるために ── 109

　レポートを書こう ……………………………………………………… 110
　インシデントレポートを活かそう …………………………………… 115
　学び合いをしよう ……………………………………………………… 117

実践のキー "生活の場"でのリスクマネジメント ─── 123

- 「生活の質・人生の質」と「リスクマネジメント」を
  あらためて考え直そう ……………………………… 124
- リスクマネジメントとかかわってきた歴史 ……………… 125
- 認知症グループホームの運営で気づいた視点・変化した考え方 … 129
- "医療の場"と"生活の場"でのリスクマネジメント ……… 132
- 「生活の質」「人生の質」をよくするリスクマネジメント ……… 134
- 「生活の質」「人生の質」をよくする取り組みの事例 ……… 138

注目のサービス 新たな場でのリスクマネジメント ─── 147

- 介護保険制度の中で誕生した2つの"地域密着型サービス" … 148
- 定期巡回サービスにおけるリスクマネジメント ………… 149
- 看護小規模多機能型居宅介護におけるリスクマネジメント …… 157

資料 事故対策・予防対策マニュアル ─── 163

- 事故対策1　交通事故への対応 ……………………… 164
- 事故対策2　利用者・家族に身体的影響を与えた場合 ……… 166
- 事故対策3　スタッフが事故にあった場合 ………………… 168
- 事故対策4　針刺し（基本） ………………………………… 170
- 事故対策5　針刺し（HIV感染の可能性がある場合） ……… 172
- 事故対策6　針刺し（B型肝炎感染の可能性がある場合）…… 174
- 事故対策7　針刺し（C型肝炎感染の可能性がある場合）…… 176
- 事故対策8　結核 …………………………………………… 178
- 事故対策9　疥癬 …………………………………………… 180
- 事故対策10　虐待 …………………………………………… 182
- 事故対策11　盗難・紛失・情報漏洩・破損事故 …………… 184

事故対策12 その他（自殺・不審死・セクハラなど） 185
予防対策1 感染予防対策の基本 186
予防対策2 手洗い（手指衛生）の実際 188
予防対策3 医療廃棄物の取り扱い 190

おわりに 191

column

セーフティマネジメント 019
利用者から預かっている「鍵の戻し忘れ」が発生！
どう対応する？ 024
『影響レベル』を活用しよう！ 033
ヒューマンエラーを減らす10の方法 037
ヒューマンエラーが事故につながりやすい状況 038
転倒・打撲はスタッフにも 089
疥癬、結核——報告例はまれだけれど 108
医療安全のキホンを知るための
情報をネットと書籍で学ぶ 122
"もしも"のときのために
「ナースを守る保険」の加入も考慮する 146

●執筆者

宮崎 和加子　前・一般社団法人 全国訪問看護事業協会　事務局長
Wakako Miyazaki　一般社団法人 だんだん会　理事長

小菅 紀子　医療法人財団 健和会 訪問看護ステーション
Noriko Kosuge　地域密着事業　統括所長

竹森 志穂　聖路加国際大学大学院看護学研究科　博士後期課程
Shiho Takemori　地域看護専門看護師

平野 智子　特定非営利活動法人 訪問看護ステーションコスモス
Satoko Hirano　訪問看護認定看護師

松井 知子　株式会社みゆき　代表取締役
Tomoko Matsui　せたがや訪問看護ステーション　管理者

本書では商品名の®は省略しています

はじめに

「介護保険が始まってから、利用者の苦情が増えた」
「この15年で在宅での医療行為を必要とする患者・利用者が増えた」
「利用者の自己実現を優先すると危険を覚悟で行うこともある」
「病院でのリスクマネジメントと在宅でのリスクマネジメントの考え方はちょっと違うんじゃないかと思う」

── よく耳にする現場での声です。

あれから14年

 『在宅ケアにおけるリスクマネジメントマニュアル』(日本看護協会出版会、2002)を出版してから14年目を迎えました。実際の事故事例を基に"すぐに現場で使えるマニュアル"として世に出させていただき、実に多くの現場の皆さんに活用していただきました。
 そして10年経ち、現場を巡る状況がさまざまに変化したため、新たな形でまとめ直すことにしました。介護保険制度のスタート(2000年)以降、想定できなかったような事故や問題が起きていること、またリスクマネジメントに関する種々の研究・取り組みによって考え方が整理され、そのことを取り入れて刷新する必要性を感じたのです。

若手訪問看護師たちの共同作品

 思案した結果、若手の訪問看護師とともに「現場にすぐに役立つ内容で」「わかりやすく」「新しい見地を入れ込んで」つくることにしました。そして、2012年に『在宅ケアリスクマネジメントマニュアル』が完成しました。この

本をまとめることそのものが"勉強"と捉え、実際に現場で起きていることをもとに、筆者5人はかなりの頻度で会って話し合って（ときには、泊まり込んでの合宿も）つくり上げるという取り組みでした。

さらに、本文に登場する在宅の現場をしっかり捉えたイラストは「子りす訪問看護ステーション」（当時）の北井卓子さんによるものです。そういう意味では、この本は訪問看護師の『共同作品』です。

2016年に、この『在宅ケアリスクマネジメントマニュアル』は絶版になってしまったため、介護保険で新たに生まれた2つのサービスにおけるリスクマネジメントについての解説を加え、細部を見直して『在宅ケアリスクマネジメントマニュアル[第2版]』として生まれ変わりました。

今回の特徴は5つ

◆概念図でわかりやすく整理したこと

「リスク」「インシデント」「ヒヤリハット」「マネジメント」について、わかっているようであいまいに使っている用語や概念について、私たちなりに整理して『概念図』（016ページ）をつくりました。まだまだ不十分な点はあるかと思いますが、今のところの到達点です。

◆ヒヤリハットや事故のレベル分けと事故分析の深まり

ヒヤリハットや事故は大小さまざまです。それをわかりやすく利用者側とスタッフ・ステーション側の2面から見たレベル分けをしました（055ページ）。また、多様な事故を紹介するとともに、その分析についても私たちなりに考察して少しでも現場での分析に役立つようにしました。

◆危険予知トレーニング（KYT）を取り入れたこと

危険を感じ取る感性が大切であり、その感性を磨くための「危険予知トレーニング（KYT）の在宅版」（117ページ）を盛り込んでみました。

◆「生活の場でのリスクマネジメント」の追求

"医療の場"でのリスクマネジメントと"生活の場"でのリスクマネジメントの視点の違いを明らかにして、そして「危険」をある程度覚悟しながら「生

活の質」「人生の質」の充実をという視点から支援することの重要性について追求し、その実践例について書きました（124〜145ページ）。

「安全」のみを優先した日常生活支援ではない、在宅ケアでの新たなリスクマネジメントのあり方の提示です。

◆「新たな場でのリスクマネジメント」の追加

「定期巡回・随時対応型訪問介護看護」と「看護小規模多機能型居宅介護（創設当時は複合型サービス）」におけるリスクマネジメントの解説を追加しました。今、在宅ケアにおけるリスクマネジメントは、訪問看護による自宅でのケアにとどまらない状況となっているからです。

幅広い分野で活用を

この本の主な対象者は、訪問看護師です。しかし、在宅ケアを担当する訪問介護事業所やデイサービスセンターのスタッフ、そしてケアマネジャーなどにも活用していただけるように配慮してつくりました。さらに"生活の場"である特別養護老人ホームや老人保健施設のスタッフにも、このような考え方を活用していただければ幸いです。

本文では、それらの事業所や病院・診療所からの訪問看護を実施している事業所もまとめて「訪問看護ステーション」「ステーション」と表現させていただきました。また、その事業を行う事務所・現場などを「職場」としました。

*

このたび［第2版］として、皆さまにお届けする「在宅ケアリスクマネジメントマニュアル」ですが、追加の解説以外、大きな変更はありません。"生活の場"のリスクマネジメントは、利用者の状態・家族の有無などさまざまな環境要因で多様な対応を求められますが、その根本的な対処は既に［第1版］で整理していたからです。

本書が地域・在宅の場で頑張っているナースの皆さんに役立ってくれることを願ってやみません。

2016年9月9日
宮崎和加子

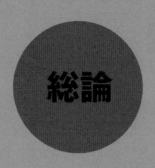

総論

在宅ケアにおける リスクマネジメント とは

リスクマネジメントをめぐる最近の状況

　近年、私たち医療従事者は「リスクマネジメント」という言葉を、ごくふつうに耳にするようになり、業務においてその取り組みが求められるようになりました。背景には、1990年代末以降、日本の医療現場において医療事故対策および安全管理への取り組み推進が、さまざまに進められてきたことがあります。

　2005年6月に、「今後の医療安全対策について」（厚生労働省医療安全対策検討会議）が発表されると、医療サービス提供者に対する医療安全への取り組みが本格的に促されるようになりました。そして、2006年4月の診療報酬改定で、「適切な研修を修了した専従の医療安全管理者を配置していること」などの要件を満たした医療機関に対する「医療安全対策加算」の評価が始まりました。

　訪問看護ステーションにおいても、2010年4月の改定において「安全管理体制の整備」を要件とした訪問看護管理療養費の引き上げが行われました。事故対策および安全管理への取り組みは、医療・看護サービス提供の基盤に位置づけられるものとなっています。

　介護保険法でも、事故発生時の「連絡等必要な措置を講じること」（厚生労働省令）が義務づけられ、またリスクマネジメントへの取り組みの情報公開も評価の対象となっています。具体的に留意することとして、事故が発生した場合の対応方法について、あらかじめ定めておくことや、事故が生じた際にはその原因を解明し、再発生を防ぐための対策を講じることなどが挙げられており、日常の取り組みとして位置付けることが求められています。

　このように、リスクマネジメントが医療・介護サービス提供の基本として位置づけられる一方で、在宅や特養などの"生活の場"においては、具体的なリスクマネジメントの概念や内容はまちまちで、なかなか取り組めていないのが実情です。

在宅ケアのリスクの特徴

1 対象者の年齢や疾病・障害の幅が広い、活動の場が広い

　病棟では、比較的似ている疾病・病態・症状の人が対象者ですが、"生活の場"である在宅で療養生活を送る在宅ケアの対象者は、年齢・病気や障害の種類・程度もさまざまです。人工呼吸器を使用している0歳児から、天寿を全うしようとしている100歳の方までと年齢層の幅が広く、急性疾患はあまり多くはなく、神経難病等の重度の障害者や、がん末期、老衰のように特に病気ではないけれども人生の終末期を過ごされている方と病態・状態が多様です。そうした中で、特に最近は医療的ケアが必要な利用者が増えてきています。そしてそのリスクは、「病院の中とは異なる対処や対応が必要」になる場合が多いのです。

　また、利用者の活動範囲が自宅だけではなく、グループホーム・特別養護老人ホーム・サービス付き高齢者向け住宅など広範囲になっています。さらに利用者がショートステイや老人保健施設への入所など、自宅と施設を行ったり来たりと居住環境が変化することも増えています。利用者の"今の生活の場"に合わせて、安全に、そして安心して暮らせるように支援することが求められています。

2 1人で判断して対処することが求められる

　病院や施設内では、上司や同僚とともに仕事をすることがほとんどで、緊急対応が必要な場合でも誰かと一緒に対処できます。ところが、訪問看護などの訪問系のサービスでは、1人で利用者宅を訪問してケアするのが原則です。そのため緊急事態が発生しても、1人で判断して対処することが求められます。

　日頃の職員（スタッフ）教育を徹底し、緊急時には医師や上司・同僚と相

談しながら確実な対応ができるような体制を整えておくことが重要です。

3 移動中の事故がある

　ステーションから利用者宅、利用者宅から次の利用者宅間を、もっぱら自動車・自転車・バイクなどで移動するのも在宅ケアの大きな特徴です。地域を移動する訪問看護師だからこそ起こり得る事故が「交通事故」です。それは、施設外の外回りだからということはもちろんですが、もう1つ、サービスの内容が「時間単位」になっていることが関係しています。
　というのは、介護保険制度下での訪問看護はケア時間が30分未満、60分未満など時間での報酬体系になったことと、それに加えてケアプランに示されたとおりの時間に訪問することが原則義務づけられているためです。「決まった時間内にケアを終わらせて、次の訪問先に決まった時間に到着しないと……」という時間的重圧があるのです。

4 利用者の病気・感染症などの情報が少ない

　在宅療養者は、例えばHBVやHIVなどの感染症についての検査を、必ずしも受けているわけではありません。訪問看護師は、そういう中で採血や注射などの医療処置を行うことがあり、その結果、「針刺し」を起こしてしまう可能性があるのです。その被害者はステーションのスタッフだけに限らず、訪問介護の担当者や家族のこともあります。
　そのほかにも、結核・インフルエンザ・疥癬などの疾患に対して、入院している患者と違って、たくさんの検査が「できない」「しない」「されない」状況下で療養されています。その場面に直面したときに対応できる、日頃の準備が大切です。

5 連携機関が多い

　訪問してケアを行うだけであれば利用者と1対1ですが、サービス提供においては、実際には家族・介護者、利用者を取り巻くその他のサービス提供者など多くの人とのやり取りを行うことになります。医療・介護・福祉など

の他分野・多職種の大勢の人がかかわっているため、その分、人が介在する場面が多くなり、ヒューマンエラー（036ページ）が生まれる可能性が増します。そして、インシデント（020ページ）発生も高まります。「伝えたのに伝わっていない」「そういう意味ではなかった」「連絡したつもりが……」といったエラーからのインシデントに注意が必要です。

「巻き込まれる」リスクが高い

　交通事故や災害事故などに特徴的ですが、自ら起こした事故ではなく「事故に巻き込まれる」ことが少なくないのも在宅ケアです。「訪問したら独居の利用者が死亡していた」「利用者宅に泥棒が入った」「利用者が家族から暴力（虐待）を受けている」なども想定しておく必要があります。

　また最近多いのが、ペットにまつわるリスクです。例えば「利用者宅の飼い犬に噛まれた」「猫が訪問セットの入ったカバンにもぐり込み、用具類を壊された」といった声が聞かれます。

　このように病院や施設では思いもよらない事態が、ごくふつうに起こるのが在宅ケアなのです。

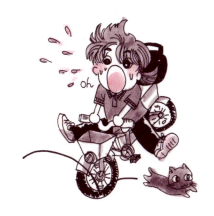

在宅ケアでの
リスクマネジメントの目的

　では、リスクマネジメントは何のために行うのでしょうか。"生活の場"での在宅ケアの特徴を踏まえた上で、その目的について整理します。

1 利用者・家族の"命"を守り、生活の質を向上する

　在宅ケアの場では、ときとして命にかかわる事態が発生します。安全・安心を保障する役割の私たちが行うケアが、ときとして大事故につながることがあるのです。

　それは決してあってはならないことで、私たちは、まずは、利用者や家族の命を守ることを最優先しなくてはなりません。

　しかし、"安全のために、生活が窮屈になってもいいか"というとそうではありません。安全確保の一方で、その方が望む生活・生き方（安全・安楽・心豊かな日常生活、本人らしい生き方）も実現できるようにしなくてはならないのです。

2 職員（スタッフ）の"命"を守り、安心してサービス提供できるようにする

　リスクマネジメントは「利用者のため」であると同時に、「スタッフのために行う」という目的もあります。病院・施設内とは違った"地域"の中でのサービス提供ならではの予測していなかった事故に遭遇することがあるからです。交通事故はもちろんですが、ケア中の事故でスタッフ自身の身に危険が及ぶこともあるのです。

　そうならないために、あるいはそういう事態に遭遇した場合に、迅速に、確実に対応できるように準備しておくことがリスクマネジメントの大きな目的の1つです。

在宅では1人でケアを行う場面が少なくなく、スタッフは1人で判断しなければならない場面に多く遭遇します。当然のことながら不安を抱えて訪問をしているわけで、

「事故が起きないように配慮されている」
「もしものときには対応がしっかりしている」

ことは、スタッフが安心してサービスを提供できる基盤となります。

3 質の高いサービスを提供する

リスクマネジメントのさらなる目的の1つが「質の高いサービス」を提供するということです。「質の低いサービス」はそれ自体がどうしても利用者にとって「リスク」となることがあるからです。もっともプロの集団としては、質の高いサービス提供をめざすことは当然の目的でもあります。

別な言い方をすれば、リスクマネジメントを徹底すると、結果的に「サービスの質が高まる」ともいえます。スタッフのリスク感覚を磨くことで個人の意識が向上し、それがステーション全体としてのケアの質の向上へと連動することになるのです。

4 信頼を築き、経営を守る

リスクマネジメントの目的は、利用者やスタッフを守ることだけではなく、地域でサービスを行うステーションを守ることでもあります。地域の中で医療・介護事業の役割を果たすためには、地域の中での信頼を築き上げることが最も重要なことの1つです。また、その役割を継続して果たしていくためには安定した経営が必要なのです。

1つの事故により、ステーションが実際に負う金銭面の損失はもとより、解決のための当事者や管理責任者が失う時間や精神的な負担は甚大です。小規模のステーションになるほど、その打撃は強く影響します。そして地域の中での信頼にも大いに影響します。

リスクマネジメントへの取り組みは、信頼を築き、経営を守るということにつながるのです。

在宅ケアにおける
リスクマネジメントの全体像

　私たちが本書をまとめるにあたって整理した「リスクマネジメントの全体像」が 図1 です。

　リスクマネジメントの社会的広がり・浸透により、さまざまな学びのための本や考え方が紹介されるようになりました。しかし、それらの考え方や定義はそれぞれで、理解があいまいな人は少なくないように思われます。そこで、できるだけ私たちの"現場"にマッチしていて、わかりやすく、取り組みやすいようシンプルにリスクマネジメントについて整理をした図です。

図1｜「リスクマネジメントの全体像」概念図

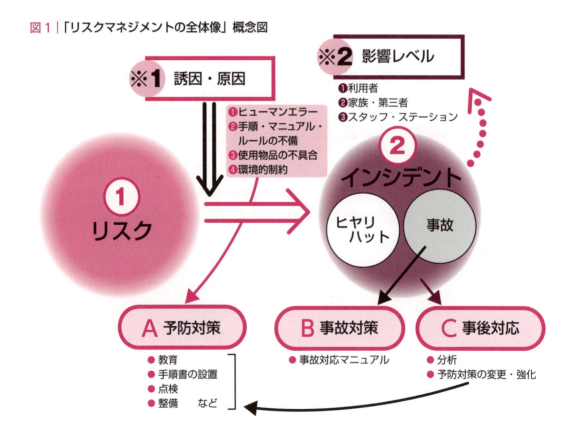

リスクマネジメントの流れ

　図1を参照しながら、まずリスクマネジメントの大まかな流れをつかんでみましょう。

リスク（図中①）
　本書では、「リスク」は日本語でわかりやすくシンプルに「**危険**」と捉えることにします。起こってしまった『事故』ではなく、**起こり得る『危険』**です。ですから、リスクは「常にあるもの」で、「それによる影響を最小限にすること」が重要になると考えることを基本とします。

誘因・原因（図中※1）
　起こり得る「危険」としての『リスク』は、どこにでも存在しているわけですが、それが起こってしまった『事故』になるのには必ず誘因・原因があります。大まかに分けると以下の4つであると整理しました（詳細は後述、021ページ）。
　①ヒューマンエラー
　②手順・マニュアル・ルールの不備
　③使用物品の不具合
　④環境的制約

インシデント（図中②）
　起こったこと・事態・事象として、事故につながる前に気づいた事柄を「**ヒヤリハット**」とし、起こってしまった「**事故**」も含めて、全体を「**インシデント**」とします。『リスク』が『誘因・原因』によって、『インシデント』（ヒヤリハット・事故）になるということです。

被害者と影響レベル（図中※2）
　起きてしまった「事故」の被害者を、①**利用者**、②**家族・第三者**、③**スタッフ・ステーション**と分類します。そして、被害者と影響レベルを組み合わせた独自の指標を作成しました（詳細は後述、025ページ）。

リスクマネジメントとは
　以上のことを踏まえて、リスクマネジメントとは「**リスクが事故にならないように、まずはリスクを管理し、たとえ事故が起きたとしてもその影響を少なくするための活動**」で、その要となるのはA『**予防対策**』とB『**事故対策**』、それに事故後のC『**事後対応**』であると整理しました。

リスクマネジメントとは

　リスクマネジメントの全体像をおおまかに理解したところで、少し詳しく説明をしていきましょう。まずリスクマネジメントとは、
「リスク（危険）をマネジメント（管理・統制）する」
という活動です。管理・統制ですから、リスクを「減らす」や「なくす」がこの活動の直接的な目的ではないのです。「リスクをなくすための活動」ではなく、むしろ「リスクはさまざまに存在することを意識した活動」が、リスクマネジメントの重要な要素です。
　そしてその活動によって、
「リスク発生によって被る・与える損失を予防、もしくは最小限なものとする」
ことが、リスクマネジメントの目的と解釈できます。
　つまり、リスクマネジメントとは016ページの**図1**で示した、①リスクと誘因・原因、②インシデント（ヒヤリハット・事故）と影響レベルをよく理解し、事故が起こらないようにすることであり、次のことが要になります。

A．予防対策
- あらゆるところにあるリスクを認知・理解する"リスク感性"を磨いておくこと。インシデントが発生しないよう予防対策を講じることの意味を知っておくこと。
- リスクをインシデントに結びつけないために取り組みを整備すること。
（分析・評価→教育・手順書の設置・点検・整備など）

B．事故対策
- インシデント（ヒヤリハット・事故）が発生した場合の迅速で的確な対応策を「事故対応マニュアル」などを作成して講じておくこと。

C．事後対応
- 事故を繰り返さないようにするために、起こってしまった事故を分析し、予防対策の変更・強化、周知、スタッフ再教育などを行うこと。

また、リスクは「常にあるもの」なので、リスクマネジメントは常に活性状態にあることが必要です。つまり、

リスクを認知、インシデントを分析し、予防対策を立て Plan（計画）
その対策を業務に活かし Do（実行）
正しく機能しているかを評価して Check（評価）
有効でないもの、実施できていないものは改善する Act（処置・改善）

という流れが、常に循環していることが大切です（PDCAサイクル）。循環していることで、

「インシデント発生の際はその対応も同時に行う」

ことができます。

---

column

セーフティマネジメント

「セーフティマネジメント」という表現が医療界でも増えています。つまり、「危機管理」ではなくて、「安全のための管理」という考え方です。「リスクマネジメントでは、"現場"がリスクに満ちあふれているという印象を与えてしまう」といった考え方からこちらの言葉を使うようになったともいわれています。確かに、制度上でも「医療安全管理」が求められていますので、そちらの言葉のほうが整合性がつく言葉かもしれません。しかし、「セーフティマネジメント」でも、その活動意義は「危機に陥る前に対策を講じること」と掲げられ、その活動の目的はリスク発生が前提となっていることに変わりはありません。

だとすれば、「安全」という言葉が独り歩きして「安全神話」に陥るようなことがないよう、本書ではやはり明快に「リスクマネジメント」という言葉を使用します。

インシデントとは

「インシデント」＝ヒヤリハット＋事故

　本書をまとめるにあたって私たちが議論の時間を費やした1つが、**「リスク」「インシデント」「事故」**という言葉をめぐる定義です。

　振り返ると、これまでは事故につながる前に気がついた事柄を「インシデント」と呼び、事故それ自体を「アクシデント」としていることが一般的でした。しかし、実際にはインシデントの定義に対する解釈がさまざまに異なり、最近では、特に日本の医療界においては、事故につながる前に気づいた事柄を**「ヒヤリハット」**とし、起こってしまった**「事故」**も含めた全体を**『インシデント』**と捉える考え方が一般的になっています（図2）。

　本書でもこの考え方を踏襲します。常にある**「リスク」**が、何らかの誘因・原因によって問題とすべき事柄となったものが**「インシデント」**ということです。

図2｜本書におけるインシデントの概念

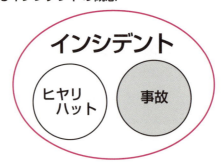

「ヒヤリハット」
　傷害・損害は与えなかった・受けなかったが、ケアの現場でヒヤリとしたこと、ハッとした事柄
「事故」
　事の大小や過失の有無を問わず、傷害・損害を与えた・受けた事柄

インシデントの誘因・原因——4つに整理

では、どこにでもあるリスク(危険)が、なぜ『インシデント』(ヒヤリハット・事故)になるのでしょうか。

一般的に、インシデント発生の誘因・原因としていわれているものを、訪問看護の現場に沿った表現で整理したものが下記の4つです。

インシデント(ヒヤリハット・事故)発生の誘因・原因

①ヒューマンエラー(人間だから犯すエラー)
②手順・マニュアル・ルールの不備(未整備または内容に問題がある)
③使用物品の不具合(医療機器・ケア用品など)
④環境的制約(物理的なもの、時間など)

例えば、「利用者さんの爪を切っている際に皮膚を傷つけて出血させてしまった」という事故の誘因・原因を考えると、「看護師の知識や技術不足、視力の問題」などの個人的要素から起こるヒューマンエラーと、「爪切り道具のキレが悪い」というケア用品の問題、「電気が暗い」「次の訪問の時間が迫っていてあせっていた」といった環境的制約などが考えられる、というわけです。

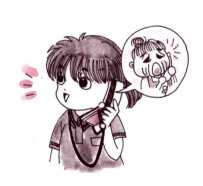

ヒヤリハットとは

図3 | ハインリッヒの法則

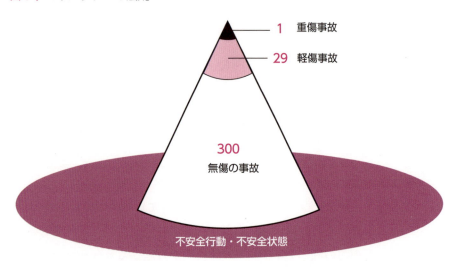

ここで、『ヒヤリハット』についてあらためて考えてみます。
ヒヤリハットとは、
　「事故にはならなかったが、
　適切な処置が行われていないと事故になる可能性がある事象」
であり、文字どおり「ヒヤリとしたこと」「ハッとしたこと」です。
「ヒヤリハットした事柄でも事故にならなかったのだから問題にしなくていいのでは」と考えるスタッフがいるかもしれませんが、これがなぜリスクマネジメントの中で重要なのでしょう。
図3に「ハインリッヒの法則」を示しました。これは、労働災害の発生確率を経験則に沿って分析した有名な法則で、「1：29：300の法則」ともいわれます。この図3の意味するところは、「1件の重傷事故発生の裏には、29件の軽傷事故があり、実はさらに300件の無傷の事故が発生していた」ということです。

ヒヤリハットは、このうちの「無傷の事故」に該当します。つまり、ヒヤリハットが300件積み重なると、29の「軽傷事故」と1つの「重傷事故」が必ず起こり得るということです。

　実際に1つの事故を振り返ると、ヒヤリハットの事柄がいくつも重なり合った結果、事故に結びついていることに気づかされるでしょう。事故はヒヤリハットの「氷山の一角」だということです。

「ヒヤリハットの管理」がポイント

　そこでリスクマネジメントでは、「ヒヤリハットの管理」がポイントの1つになるのです。表面化した重大事故だけがリスクマネジメントの対象ではなく、むしろ「無傷の事故」＝ヒヤリハットの時点で、そのことを振り返り、原因を検証することが「重大事故の予防」につながります。

　例えば、「利用者から預かっている鍵を所定の位置に戻し忘れた」ということがあったとします。退社する前に、「ハッ」と気づいて戻す。この時点では事故にはなっていません。しかし、「ハッ」とできずに退社してしまい、自分の訪問バッグの中か、ユニフォームのポケットの中に入れたまま（それも確かではない）退社して、当番でもないのに、夜間に突然その利用者さんから呼び出しがあったとしたら、どうなるでしょう。

　緊急電話当番では鍵がどこにあるかわからない、自分が行きたくても臨時の訪問なのですぐに行くことができない、利用者さんは具合が悪い、あせってしまう……。

　あっちこっち探し当てて、やっと鍵を見つけたとしても、その後に車を飛ばしての夜間訪問です。「具合が悪そうだったけど……」と考えながら運転、こんなときには事故も起きやすくなるのではないでしょうか。エラーが起きる要因が次々と出てきてしまいます。

　このケースで大切なことは、「エラーの連鎖」を未然に防ぐために「ハッ」と気づいて鍵を戻したときに、「気づいて戻してよかった～」で終わらずに、そのことをみんなで共有しておくことです。なぜ起きたのか、どうしたら次回は防げるのかを、みんなで話し合うことが大切になるのです。そこから、事故につなげないための大きなヒントが得られるはずです。

column

利用者から預かっている「鍵の戻し忘れ」が発生！どう対応する？

翌日職場で共有化

　「退社前に"ハッ"として気づいて戻した」ことを、ステーション内でまず共有しましょう。翌日の朝の引き継ぎのときなど、できるだけスタッフがそろっているときがいいです。なぜなら「私にもあり得ること」だからです。そして、気づくことができなければ重大インシデントになる可能性があることも共有しましょう。

　ここまでは必ずしも、報告書を義務づける必要はないと思います。ヒヤリハットしたことを口に出す習慣、共有する習慣をつくっておくことが大切です。業務日誌のどこかに報告があったと記録しておいてもいいかもしれません。

みんなで対策を

　「何か手を打っておいたほうがいい」とみんなで納得したら、対策を立てましょう。例えば、

　「電話当番が退社前に必ず預かり、鍵が戻っているかチェックをする」

　「訪問バッグの決まった場所に必ず鍵をつけることにする（戻すことを忘れても探す場所が決まっていれば、そこを確認すればよい）」

　など、このようなときは、決めたことをきちんと記録に残しましょう。

5W1Hで具体的な対策を

　留意したいのが、その対策において「5W1H」（いつ／どこで／誰が／何を／なぜ／どのように）が明らかになっているかです。実は「電話当番が退社前に必ず鍵を預かり、鍵が戻っているかチェックをする」では、どのように（How）チェックするかが抜けています。声に出して確認するのか、もう1人のスタッフと確認するのか、鍵預かりリストに沿って確認するのか、より具体的で、その場の話し合いにいなかった人も動けるシンプルなルールがいいでしょう。そして、こういった1つひとつの作業を改善することが、大きな事故を未然に防止することをみんなで共有していきましょう。

インシデント報告を活用する

　後述（046ページ）しますが、やはりどんなに小さなことでも、インシデント（ヒヤリハット・事故）は、まずは書くことで共有し、集まった事例を種類別に分類することがとても大切です。書いたままではなく、集計・分析することで、職場の弱点が見えてくることもあるからです。

事故とは

次に『事故』について整理します。事故とは、

「適切な処置が行われず、傷害が発生し、事故となった事象」

のことです。軽度のものから重大なものまであります。また重大であればあるほどその対応に追われ、さらに対応が長期化するので、事故の影響は長く残ってしまいます。

しかし、そんな事故もリスクマネジメントにより管理が可能です。どんな事故が想定されるのかを把握することで、重大事故でもすみやかな対応は可能になります。

では、どんな事故があるのでしょうか。在宅ケアの場で実際に起きている事故を基に分類分けをしてみました。事故の分類と具体的にイメージするための各事故の種類（内容）については、本書2002年版の『在宅ケアにおけるリスクマネジメントマニュアル』でも、当時、想定された事故を基に分類を試みましたが、今回は、次ページで示す**表1**のように提示します。

まず、「事故の種類」をその性質から6つに分類しました（縦軸に示します）。

「医療事故」「ケア事故」「交通事故」
「盗難・紛失・破損」「事務的作業ミス」「その他」

このうち「事務的作業ミス」が、新たに加えた項目です。事務的作業ミスは、軽視できない「事故」であり、リスクマネジメントという活動によって管理が可能なことでもあることから、対象に盛り込みました。

そして、各事故の「被害者」として、三者を設定してあります（横軸に示します）。

「利用者」「家族・第三者」「スタッフ・ステーション」

在宅ケアでの被害者は、利用者だけでなく、その家族、または交通事故などの場合は、第三者も被害者になります。そしてスタッフ自身またはステーションも、その事故の被害を受ける対象になります。

表1 | 在宅ケアにおける事故分類（2016年版）

事故の種類 \ 被害者	利用者	家族・第三者	スタッフ・ステーション
医療事故	● 薬液の種類・投与方法などの間違い ● 点滴・注射後の痛み ● バルーン・胃チューブ・カニューレなどの交換時 ● 浣腸・摘便時の出血・ショック ● 医療機器の取り扱いの間違い（輸液ポンプ、酸素濃縮器など） ● 内服薬のセット間違い	● 家族への感染（結核・MRSA・疥癬など） ● 針刺し	● スタッフへの感染（結核・MRSA・疥癬など） ● 針刺し
ケア事故	● 寝衣などの汚染 ● 清拭・耳かき時の出血 ● 入浴介助中の転倒 ● 入浴介助中の火傷 ● 体位変換時の骨折 ● 車いす散歩中のけが、散歩後のかぜ ● 食事介助中の誤嚥・誤飲 ● 爪切り時の出血	● 家屋水浸し	● 入浴介助中の転倒 ● ケア中に腰痛
交通事故	● 移送中の事故	● 第三者への被害（車・自転車とも）	● 移動中の自動車事故 ● 自転車同士の接触事故 ● 自転車転倒などの単独事故 ● 通勤途中の事故
盗難・紛失・破損	● カルテ紛失 ● 自宅の鍵の紛失	● 利用者宅の用具などの破損	● 事務所に泥棒侵入 ● 訪問バッグ盗難 ● 事務所の現金紛失 ● 事務所の物品・備品の紛失・破損 ● 個人の現金・私物の紛失
事務的作業ミス	● 利用料請求ミス ● 訪問スケジュールの誤調整（訪問抜け、ショートステイ中の訪問など） ● 記録もれ・書き間違い・伝達ミス ● メール・FAX等の誤送信	● 他事業所への連絡忘れ ● 留守宅訪問	● 利用料請求ミス ● 留守宅訪問 ● 書類不備
その他	● 自殺、急死、不審死 ● 自宅の火事	● 家族の事故など	● 職員の行方不明 ● サービス提供者などへのストーカー行為 ● 利用者宅への物品の置き忘れ ● 処置物品などの持参忘れ ● 携帯電話の携行忘れ ● ペットによる被害（噛まれた、アレルギー発作など）

実際の事故の種類と頻度

現場では日々、どんな種類の事故がどのくらいの頻度で起きているのでしょう。有効策を講じるには、ぜひ統計をとってみることをお勧めします。統計をとることで、どんな事故が起きているのかがわかり、具体策の立案に役立ちます。いくつかの視点で事故を把握した実際の例を紹介します。

例1　単独ステーションでの事故分析例

単独ステーションで起きている「事例」を集めて、前項で私たちが示した表1に即して「医療事故」と「ケア事故」「その他」に分けてみた例です。これだけでもどんなことが起きているのか、起きやすいのかがわかり、対策に役立つでしょう。統計の細かなことは考えず、まずは実行してみることが大切だと思います。

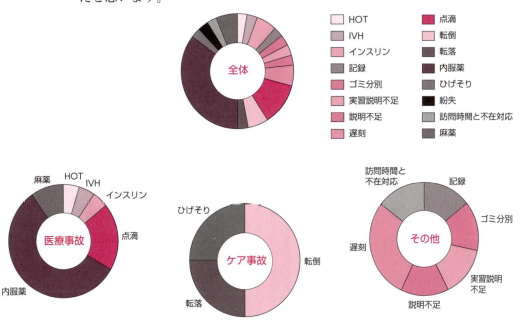

例2　複数ステーションを運営する事業者での事故分析例

　下記の円グラフは、同一法人下の4つのステーションで起きた事故を集計して把握した例です。ここでポイントになるのは、事例を「同じ指標で集めた」のですが、ステーションが異なると発生している事例の傾向も異なることがうかがえることです。利用者の違い、あるいはスタッフの個性の違い、地域性（近隣であっても）などが影響しているのかもしれません。大切なのは、状況を把握することで、事故へのきめ細かな対策も立てやすくなるということです。

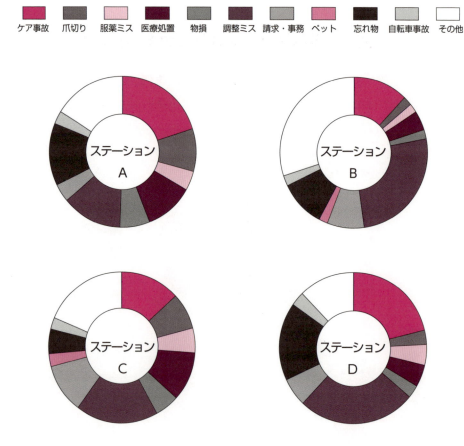

例3　原因別アクシデント・クレーム数を把握した例

　下記の表は、複数ステーションで起こった事故を、アクシデントとクレームという指標を使って捉えて、原因（発生要因）別に分類した例です。このような方法での収集・分析もあります。やり方は1つとは限らないと思いますので、あえて紹介しました。

　まず、事例を「人的原因」「システム」「環境」の3つに大別し、分けられないものは「その他」に入れました。さらにそれぞれを細目に分けました。すると、「人的原因」が85％とほとんどを占めていること、そして、その中でも「確認・注意不足」が一番の原因であることが見えてきました。

	原因	アクシデント	クレーム	計
人的原因	判断不足	21	6	27
	確認・注意不足	216	9	225
	理解不足	9	2	11
	病状への知識不足	0	1	1
	技術不足	11	1	12
	思い込み	21	2	23
	決まったことのし忘れ	60	4	64
	その他	18	7（態度・言葉づかい）	25
システム	伝達不足	16	9	25
	書類（手順書）の不備	8	1	9
	作業マニュアルの不備	0	0	0
	規定・基準の不備	6	0	6
	その他	6	0	6
環境	作業環境の不備	11	1	12
	体調不良	0	0	0
	疲労度	0	0	0
	その他	3	1	4
その他	不可抗力など	10	6	16
	その他	3	1	4

事故の被害者、影響レベルを共有する

　1つの事故が起きたとき、その事故は誰にどの程度の影響を与えるのかについて考えてみましょう。

　例えば、「訪問看護でリハビリ中に利用者さんを骨折させてしまった」という事故では、まずは「利用者」が直接的な影響・被害を受けます。骨折をしたことによる痛み、苦痛、日常生活への障害も生じます。「家族」も介護負担が増すなどの影響を受けます。そして、「スタッフ・ステーション」も事故の影響を被ります。影響は、利用者の治療にかかわる費用の負担だけにとどまらず、信頼関係の損失や精神的なダメージなどはかりしれません。

　事故は大小さまざまですが、その事故により、誰が、どの程度の影響・被害を受けたのかを、客観的に把握し、共有することが大切です。そこで私たちは、ヒヤリハットと事故を含めた『インシデント』を捉えるための指標が必要だと考え、次のように整理・作成しました。

被害を受けるのは、3つの群

　ここまで述べてきたように、在宅ケアでは大きく分けて（1）利用者、（2）家族・第三者、（3）スタッフ・ステーションの3つの群が被害を受ける対象、つまり「被害者」になります。「家族」や「第三者」も対象となるのが在宅での大きな特徴になります。

被害者×影響レベルの指標を作成

　その3つの群への視点を整理して、「被害者」と被害による「影響レベル」を組み合わせた独自の指標を作成しました。被害者の3群のうち「利用者」と「家族・第三者」は1つにまとめ、組み合わせの指標は「利用者、家族・第三者」と「スタッフ・ステーション」の2つの視点としました。

1. 利用者、家族・第三者の身体的な影響レベル（命にかかわること）
2. スタッフ・ステーションへの影響レベル（時間、費用、信用、交通事故など）

　そして、それぞれの「影響レベル」は、以下のように5段階としました。どちらも「0」はヒヤリハットです。事故は「1」や「A」の影響がなかったもの（影響なし）から、「4」や「D」の骨折等、あるいはステーションであれば高額な賠償等（重大な身体への影響や実害あり）の4段階としました。

1．利用者、家族・第三者への身体的な影響レベル
　レベル0からレベル4の5段階としました。

レベル	基準	例
0	ヒヤリハット	●利用者の身体には直接的な影響がないこと（物品の破損など）
1	影響なし	●薬のセットを間違えたが、実際に内服される前に再訪問して修正できた
		●膀胱留置カテーテルの交換忘れに気がつき、同日内に再訪問して交換した
2 事故	要経過観察	●内服薬内容を間違えて飲ませてしまった
		●膀胱留置カテーテルの定期交換を忘れて、次回訪問時に対応することになった
		●点滴の流量を間違えてしまったが、発見時にはバイタルサインの変化なし
		●膀胱留置カテーテルの接続部がはずれた（排液ラインの事故）
		●人工呼吸器の回路の途中に亀裂が入っており、エア漏れを発見（本人は変わりなかった）
		●HOTのチューブの途中がストーブの熱で溶けていた（本人は変わりなかった）
3	身体への影響・不快あり	●看護師のケア中にチューブ類が抜けてしまい、再挿入となった（再挿入による苦痛あり）
		●点滴の流量、内服薬の量などを間違え、発見時にバイタルサインの変化があった
		●爪切り時に出血させてしまった
		●気切部に布団がかかり、苦しそうだった
		●転倒させた
		●点滴の接続部がはずれて出血した（輸液ラインの事故＋出血あり）
4	重大な身体への影響あり	●転倒などで骨折させてしまった
		●HOTのカニューレを装着したままタバコを吸い、酸素が爆発、顔に熱傷を負った

2. スタッフ・ステーションへの影響レベル

レベル0からレベルDの5段階としました。

レベル	基準		例
0	ヒヤリハット		●訪問予定を調整しているときに、予定が抜けていることに気がついた ●FAXを送信する前に、相手先の番号を間違えていることに気がついた
A	事故	影響なし	●訪問予定が抜けていたが、事前に気がつき、予定に組み込むことができた
			●劣化していたとはいえ利用者の衣類や小物を破損した（利用者の理解もあり、弁償はなかった）
			●忘れものをしてステーションに取りに戻ったが、訪問予定時間への影響はほとんどなかった
			●事務所を離れる前に、入口の鍵の閉め忘れに気がつき施錠した
B		軽微な実害あり	●訪問予定が抜けていたが、事前に気がつき、予定と違う動きをして対応した
			●利用者情報を別の相手に送ってしまった（FAX・留守電など）が、相手に破棄してもらった
			●忘れ物をしてとりに戻ったため、その後の予定時間が遅れた
			●事務所の鍵を閉め忘れ、翌日出勤時に発覚したが、盗難などの被害はなかった
			●交通違反（駐車違反など）
			●1万円未満の賠償
C		中程度の実害あり	●利用者情報を不特定の他者に知られる状況になってしまった（カルテ紛失、登録された携帯電話紛失等）
			●忘れ物をしてとりに戻ったため、予定していたことができなかった（参加予定だったカンファレンスの終了間際に到着等）
			●スタッフが針刺し（利用者に感染症がない場合、またはスタッフに抗体があった場合等）
			●交通事故（接触事故で相手やスタッフが軽いけがをした場合等）
			●10万円未満の賠償
D		重大な実害あり	●利用者情報が流出し、悪用されてしまった
			●スタッフが針刺し（利用者に感染症がある場合、かつスタッフに抗体がない場合等）
			●交通事故（相手やスタッフが重症、後遺症の残るようなけがをした場合等）
			●10万円以上の賠償

なお上記のレベルごとに挙げている例は、発生事例を基準に沿ってどのレベルになるかを考えたものです。同じレベルに挙げられている例が、同じ重要度や深刻さであるということではありません。

似たような出来事でもどのくらいの影響があるかを考えることによって、

その事故への対応や今後の対策は異なります。例にない出来事についても、基準に沿って考えてみましょう。

3.「影響レベル」の分析記入票

影響レベル	
利用者身体的	スタッフ・ステーション

影響レベル	
利用者身体的	スタッフ・ステーション
2	B

「影響レベル」は実際のリスクマネジメント活動の中では、インシデント発生に気づいた時点で判断して記入します。

---

column

『影響レベル』を活用しよう！

　予期しない事故が起こると、事故を起こした当事者スタッフもステーションも対応を考えます。その対応は一様ではありません。同じ「転倒」という事故によっても、擦過傷程度の傷を負わせてしまった場合と骨折や頭部打撲を負わせてしまった場合によって、緊急性や対応も異なってきます。どのスタッフも事故が起きたときに、確実な対応ができるようにステーションでマニュアルを作成する必要があります。その中で、事故によって及ぼす影響をレベル分けすることによって、緊急性の判断や対応も、より具体的なものに統一することができます。

　予期しない事故が起きると、当事者スタッフも管理者も動揺します。そして、その出来事を振り返り、再発防止のために対策を考えます。その際、すべての事故を同じ重さ・緊急度で捉えるのではなく、まずその事故による影響がどのくらいあるのかを考えてみてください。そうすることで緊急性の判断もできます。

　『影響レベル』を大いに活用しましょう！

リスクマネジメントの要①
A『予防対策』

　リスクマネジメントの要となる活動が、『予防対策』と『事故対策』、それに事故後の『事後対応』です。
　ここからは、それぞれの内容を詳しく説明します。

事故につながる４つの誘因・原因

　どこにでもある『リスク』が、『ヒヤリハット』や『事故』につながる誘因・原因は、おおまかに４つあることを016ページの概念図で示しました。その４つを振り返ってみましょう。

❶ヒューマンエラー
　「人間だから犯すミス」で、特定の人間が起こすものではなく、人は誰もが起こす可能性があるというものです。

❷手順・マニュアル・ルールの不備
　エラーが起きないように、また誰でも同じような方法で実施できるように、各職場では「手順書」「作業マニュアル」などを常備しているでしょう。その職場の「ルール」「決めごと」もあるでしょう。
　それでも、その内容どおりに実施しても事故につながることがあります。常に「作業マニュアル」「ルール」は、見直しが必要になるのです。

❸使用物品の不具合
　使用する物品（医療機器、ケア用品）が、破損・故障・不良などで事故につながります。

❹環境的制約
　「部屋の照明が作業をするには暗い」「十分な活動スペースがなく不安定な姿勢で手技を行わざるを得ない」といった、病院や施設とは違った制約のある環境下で活動を求められる場面が在宅には多く、事故の誘因・原因になります。家から家への移動に時間を要するといった時間的制約も誘因となります。

予防対策マニュアルの整備

リスクマネジメントの概念図に沿ったマニュアルをつくる

　事故につながる4つの誘因・原因には、予防対策（教育・手順書の設置・点検・整備など）を立てておくことが重要です。

　まずは、やはり「マニュアル」の整備が必要です。リスクマネジメントの概念図に沿って必要と思われるマニュアル例を、以下に挙げてみました。

　マニュアルは、それぞれの職場に即したものが効果的です。ただし、ゼロからつくるのは大変なので（特に単独ステーションでは）、既存のものをアレンジして使うのがいいでしょう。

表2｜予防対策で整備すべきマニュアル

	整備すべきマニュアル	設置マニュアル例
教育	新人採用時に使用するマニュアル（訪問看護の基本、ステーションの基本的なルールなど）	● 新人研修マニュアル ● 現任教育マニュアル
手順書	一般的な看護技術マニュアル（医療処置に関連するもの等）	● 利用者ごとの手順書 ● 感染管理マニュアル（共通・基本）
点検	訪問時に使用する物品の点検マニュアル	● 訪問時携行物品点検マニュアル（カバンの中身、自転車、自動車、吸引器、パルスオキシメーターの点検書など）
整備	職場の物品、備品の整備に関するマニュアル	● ステーション環境整備マニュアル

ヒューマンエラー対策

ヒューマンエラーは予防対策の最も重要なターゲット

　次に、4つの誘因・原因の中でも、最も注目される「ヒューマンエラー」から具体的に対策を考えてみます。

　「ヒューマンエラー」という言葉も、よくいわれるようになっているので、一度は耳にしたことがあると思います。ヒューマンエラーとは、文字どおり「人間の犯すミス」「人間だから犯すミス」のことを指します。

　ここで誤ってはいけないのは「ヒューマンエラー＝個人の特性＝事故の誘因・原因」ではないということです。ヒューマンエラーだけが事故の誘因・原因となるのではなく、例えば、そのときに使用していた物品や作業をしていた環境などがあいまって事故に結びつくのです。

　事故の当事者となり得る看護師の個人的要素について考えてみましょう。人間は完璧ではありません。知識や技術の差という特性も看護師それぞれに必ずあるものです。それに加えて個別性、性格や身体的特性、疲労や眠気といった生理的側面、思い込みや見間違い、聞き間違いなどの認知的側面、たいしたことないという認識のずれ、気づいていたが言わなかったなどの心理社会的側面もあります。これら個人的要素が、直接的に事故に結びつくわけではありません。そこに、ステーション内のルールの不備や作業環境の悪さなど他の誘因が加わることによって、ヒューマンエラーが事故に結びついてしまうのです。

　ヒューマンエラーは避けられません。それは私たちが人間だからです。「人は誰でもエラーを犯す」存在です。

　だからこそ、ヒューマンエラーが発生しないように、また起きたとしても最小限の事故に抑えられるようにリスクをマネジメント（管理・統制）することが、活動の大きなポイントとなるのです。

　システムなど周囲の条件を整え、ヒューマンエラーをできるだけ抑え込

> ## column
> ### ヒューマンエラーを減らす10の方法
>
> 1. **声に出す（呼称確認）**：視覚刺激を音声刺激に変える
> 2. **指を指す（指差し確認）**：意識の焦点化・集中化をはかる
> 3. **色をつける（カラーマーク）**：感覚刺激を働かせる
> 4. **他者に見せる（ダブルチェック）**：思い込みによるエラーを確認する
> 5. **時間を与える**：余裕をもって作業ができる
> 6. **よく考える**：じっくりと自分の記憶を照らし合わせる
> 7. **ポスターを貼る**：注意を常に誘発させる
> 8. **場所を変える**：物理的単純エラー、パターン認識エラーをなくす
> 9. **事例を調べる**：当時者責任を体験できる
> 10. **インシデントレポートを読む**：エラーの心理的不安を軽減する
>
> 〈出典〉釜英介：「リスク感性」を磨くOJT，p.86，日本看護協会出版会，2004．

み、ヒューマンエラーの発生を可能な限り減らす、あるいはエラーが拡大することを防ぐことをめざすのです。

ヒューマンエラーは排除ではなく管理・統制の発想が大切

　しかしそれでも、どの職場にも必ずと言ってよいほど、いわゆる「危ないスタッフ・事故を起こしそうなスタッフ」がいるでしょう。起こるべくして起こった（と思わざるを得ない）事故は現実に多く存在します。

　事故が起こると多くのステーションでは、その後に原因や対策を考えますが、そこで原因として、いちばん多く挙がることは何でしょうか。看護師本人の「注意不足」「確認不足」が挙げられることが多いのではないでしょうか。訪問看護師は人間ですから、注意不足・確認不足になってしまう状況もあるでしょう。しかし、繰り返しますが、どんなに注意していたとしても、エ

> **column**
>
> ## ヒューマンエラーが事故につながりやすい状況
>
> - ケア手技が不安定である
> - 相手の話をきちんと聞いていない、聞けていない
> - 注意力が散漫になっている
> - 何度かインシデントを起こしている

ラーは必ず起こります。その前提で考えていくことが大切です。ヒューマンエラーの発生頻度の高いスタッフを排除しても根本的解決とはなりません。

どの段階でエラーが起きたのかを考え、次のために対策を立てれば、再発防止につながることはあります。事故の当事者のみの問題として、「次は気をつけてください」「あの人は仕方ない」という一言で終わることなく、何が誘因となり、そのヒューマンエラーが事故へと発展したのかを、スタッフ全員で考え、共有できる職場でありたいものです。

職場の雰囲気もヒューマンエラーにつながる

ところで、ステーションの中で、お互いに注意をしにくい雰囲気はないでしょうか。利用者からケアの方法についての意見をもらっても、「ベテランの先輩には言いにくい」「言ったら傷つくだろうから言わないほうがいい」といった遠慮や、「言っても仕方がない」「自分が悪く思われるのは嫌だ」といったあきらめや防衛の感情が強い職場になっていないでしょうか。

1人で訪問する仕事だからこそ、自分だけでは気がつかないことがたくさんあります。利用者へのケアの向上のためにも、看護師としての成長のためにも、非難ではなく、フィードバックをすることが大切です。それが職業人またプロとして、一緒に働く仲間、そして自分自身を守ることにもつながります。何でも気持ちよく言い合えるような職場をめざしましょう。

教育システムの整備

スタッフ全員がリスクマネジメントの意義を認識すること

　ヒューマンエラーを事故につなげないためには、どんなによいマニュアルや手順書があっても、それが人間によって行われるケアに活用されていなければ意味がありません。そのためにも「教育システム」が必要です。そしてリスクマネジメントに取り組む意義をスタッフ全員が認識することが、予防の大きな一歩です。事故が起きたらどう対処するかの前に、どうしたら事故を起こさないか、その発想が重要だからです。その意識を持って日頃からリスクに対する感性を養っていくことが大切になります。

　教育の場面は、まずは新人のときです。訪問看護に従事する場合、だいたいは病院勤務経験後に転職してくる場合が多く、病院でのリスクと在宅でのリスクの違いに戸惑います。そこで、マニュアルを活用した新人教育期間を設けます。机上研修そして同行訪問期間を設けて、利用者ごとの個別性を踏まえた対応を指導していきます。同行訪問の場面でのディスカッションは、リスクに対する感性を高める機会ともなります。

　事故が起こった場合、あるいはヒヤリハットであればなおさら絶好の教育の機会となります。原因を考え、影響レベルや対策を判断し、その後に対応したことを共有すれば立派な教育の場の誕生です。日頃のカンファレンスで、インシデント報告がなされ、検討することが当たり前になっている職場は、その教育の成果として、きっとヒヤリハットが多く、事故が少ないのではないでしょうか。

　訪問看護ステーションは、カンファレンスや研修に一定の時間を割くことがまだまだ少ないといわれています。しかし短時間でも、報告、共有する場面を持つことが次の大きな事故への予防になります。また、日頃の何気ないコミュニケーションの中にも気づきがあるので、やはりここでも、職場内で何でも話せる雰囲気づくりが1つのポイントになってきます。

手順書の整備・設置

大切な利用者ごとの「手順書」

　皆さんのステーションには、どのようなマニュアルがいくつありますか？
　一般的な看護技術マニュアルと同時に、利用者ごとの細かい「手順書」はつくられていますか？　施設と違い、在宅はそれぞれの家庭に訪問するので、部屋の配置も物品の置き場もすべて違います。また、家族のこだわりも大切にしてケアを展開すべきでしょう。
　清拭ひとつとっても、利用者によって、蒸しタオルを利用する方法、お湯でタオルを絞りながら実施する方法などと異なります。ゴミをどこに捨てるのか、使ったタオルをどこに置くかなど細かいことにも配慮が必要です。
　また、医療処置においても、利用者により使用物品や管理方法が違う場合が多々あります。それぞれ個別の対応ができるように利用者ごとの手順書があるとよいでしょう。

「手順書」と「家の見取り図」があれば緊急時も対応できる

　緊急時の対応でも、手順書と、その家の見取り図などがあれば、受け持ち看護師ではなくてもスムーズに対応できます。
　一般的な看護技術マニュアルの他に、個別的な情報を整理するためにも利用者ごとの「手順書」と「家の見取り図」を作成し、スタッフがそれらの情報を共有することが重要です。

基本的な感染対策マニュアルの整備

標準予防策（スタンダード・プリコーション）を基本に

　在宅におけるさまざまなリスクの中で、感染症のリスクマネジメントは、感染した後（事故後）の対応よりも、感染しないための予防対策に重点を置く必要があります。

　まず、次ページの表3「感染予防に対する基本的な姿勢・注意事項」を1人ひとりが遵守することが大切です。対策は「標準予防策」（スタンダード・プリコーション）を基本に整備します（詳しくは186～190ページの「資料」の項で紹介します）。

「流水での手洗い」が感染予防の基本

　すべての感染症予防の基本は「手洗い」です。特に「流水で手を洗う」ことです。「手を洗う」ことが意外ときちんとできていないのが訪問看護師です。ディスポグローブ着用は手洗い回避にはなりません（使用者の22％で気づかないうちにディスポグローブが破損していたとの報告もあります）。

　訪問先での環境も踏まえて、手をどう洗って、何で拭いているのかを、きちんと確認し、教育することが必要です。

利用者、利用者家族そして訪問担当者の三者を対象に

　訪問看護師は「利用者が安心して快適に療養生活を送れるようにする」という視点に常に立ち、利用者が感染症に罹患しないよう、対策を講じ、注意を払うことが必要です。

　利用者家族、あるいは訪問担当者に対する感染予防の徹底は、感染媒介者とならないようにすることはもちろんですが、自身の安全と生活・生命を守

表3 |「感染予防に対する基本的な姿勢・注意事項」

- **正確な情報・知識を身につける。そして、過剰な対応、逆に過小な評価をすることなく、きちんとした態度で対応する**

- **家族や他の訪問担当者（介護・福祉関係者）にも同様に、きちんとした対応をするよう助言する**

- **感染媒介者とならないよう気をつける**
  他の利用者へ感染が拡大しないよう十分注意する

- **利用者家族内での感染予防にも配慮する**
  特に家族内の抵抗力の弱い者（子どもや高齢者）への感染予防に留意する

- **自分自身が感染しない**
  利用者の安全を守るのと同じように、サービス提供者の安全もまた重要である

- **利用者本人が安心して療養できるように十分配慮する**
  差別感や孤独感を感じないように、家族内や親戚・地域内など近隣の人とのコミュニケーションをきちんととれるよう配慮する

- **「流水での手洗い」をどの現場でもきちんと守る**
  最も基本となることである

る意味もあります。管理責任者は、利用者とスタッフ両者のリスク回避を念頭にリスクマネジメントを考える必要があります。

リスクマネジメントの要②
B 『事故対策』

リスクマネジメントの2番目に重要な柱が「事故対策」

リスクマネジメントの重要な柱となる2番目の項目が事故対策です。事故対策は、

「起こったときに早期に気づき、それ以上、傷害・損害が悪化・拡大しないような行動をすぐにとれる」

ことが大きな目標となります。

在宅ケアの現場で想定される主な事故に対するそれぞれの「事故対策マニュアル」を163～190ページの「資料」で示していますので参考にしてください。

ここでは事故対策で欠かせない"ポイント"を示します。なお、以下の項目は、「事故」という言葉の部分を「ヒヤリハット」と置き換えて二度読んでください。基本姿勢・対策は共通なのです。

「事故対策マニュアル」の整備

事故が起こったときにどのように対応するかの大きな流れと、事故の種類別に対策マニュアルを作成することが必要です。特に訪問場面では1人で対応することになり、パニックになってあわてないように、ポケットサイズのマニュアルを訪問カバンに入れて携行するなどの工夫もよいでしょう。

本書の「事故対策マニュアル」を基に、それぞれのステーションの状況に合わせて使いやすくして活用することもお勧めします。

「事故対策マニュアル」は、作成することは当然として、それをスタッフ全員に常に周知徹底することと内容を定期的にチェックすることがポイントです。立派なマニュアルがあっても使えなかったり、古かったりしては意味がありません。

事故発生後に、すぐに確実に手を打つ

　事故が起きたら、「優先順位の判断」が大切です。そして、救命処置、救急車の手配、警察などへの連絡、職場への報告、相手方への説明などの行動を起こします。

事故対策は個人の責任ではなく組織体で

　起こった（起こした）事故に対しては個人の責任とせず、ステーションの管理責任者（所長等）が先頭に立って対応し、解決の道を探ります。そして事故の事実は、公開して公然と組織として対応することが重要です。また事故の種類にもよりますが、相手方にはなるべくその日のうちに責任者があいさつに行くことが重要です。

　組織としてきちんと対応するためにも、事故発生時の連絡ルートについて、きちんと確認しておくことも必要です。介護保険の利用者の場合、事故の程度によっては市町村など保険者への報告が義務づけられています。

起こった事故は必ず明文化し共有する

　起こった事故は、必ず「事故報告書」「インシデントレポート」といった形で明文化することが重要です。そしてスタッフがその事故の要因や対策を共有化して「財産」とします。

事故当事者を責めないで、みんなで共有する

　事故当時者に対して、「あなたが未熟だからよ」「もっと注意してやってよ」などと当事者の個人を責めることはやめましょう。誰でもが起こし得ることです。同僚の温かく見守る気持ちも大切です。

何でも言える明るい雰囲気づくり

　事故を予防するための最善の策は、ヒヤリハットも含めた「インシデント」

を管理責任者がどれだけ把握し、かつスタッフ同士で共有できるかにあります。気軽にインシデントを報告し合えて、前向きにみんなで取り組んでいこうという雰囲気づくりがとても大切です。

必ず再発防止策を

1つのインシデント（ヒヤリハット・事故）からは、必ず再発防止策を見いだすようにしましょう。

既存の事故対策の見直し

マニュアルは一度作成したら完成というわけではありません。絶えず、新しい情報や法令に合わせて修正すること、また現場の今に合わせて更新していく必要があります。

事故が起こった場合、事故原因を分析し、同じことを二度と繰り返さない、起こさないための仕組みづくりがマニュアルの見直し、すなわち次への予防対策となっていくのです。

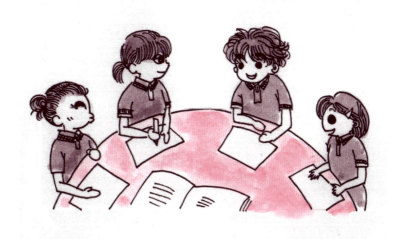

リスクマネジメントの要③
C 『事後対応』

　事故が起きたときは、即時・適切な事故対応をすることが重要です。一方でそれと同じくらい大切なのが、事後にその内容を分析して再発しないような対策を立てることです。スタッフの再教育、リスク感覚を磨くためのトレーニングを繰り返すことなどがとても重要です。

　急性期のケアが「事故対応」とすれば、「事後対応」は慢性期のケアであり、予防ケアへとつなげる取り組みです。リスクマネジメントを循環させる動力といえます。以下に「事後対応」について整理します。

必ずインシデント（ヒヤリハット・事故）を分析しよう

　インシデントが起こったら、その分析をします。その目的は以下です。

①その事故への対応の検討
②その事故の当事者（利用者あるいは看護師など）に同じ事故が起きないようにすること
③他の利用者・看護師に同様の事故が起きないようにすること（再発防止）

　①は、実際には「事故対応」の比較的早い段階で同時に行うことになるでしょう。②と③は、「事故対応」が収束を迎え、余力が出てきてからとなります。

　分析する対象は、事故の「誘因・原因」とその事故による「影響レベル」です。いずれも事故への対応と再発防止の対策を考えるためには必須です。

　「影響レベル」については030〜033ページで述べました。以下に、「誘因・原因」の分析について示します。

誘因・原因を分析する

分析のための４項目６指標

　事故の「誘因・原因」として、私たちは021ページで「ヒューマンエラー」、「手順・マニュアル・ルールの不備」（手順・ルール）、「使用物品の不具合」（医療機器・ケア用品）、「環境的制約」（環境）の４つに分類しました。

　さらに「ヒューマンエラー」を、①認知エラー、②判断エラー、③操作エラーに分けて分析する方法を提案します。

　記入票は下記としました。

原因分析結果					
ヒューマンエラー			手順・ルール	医療機器・ケア用品	環境
認知エラー	判断エラー	操作エラー			

　そして、４項目６指標について、最も大きい原因と判断する項目に「◎」、関係があると判断する項目に「○」、関係の可能性がある項目に「△」をつけます。

〈記入例〉

原因分析結果					
ヒューマンエラー			手順・ルール	医療機器・ケア用品	環境
認知エラー	判断エラー	操作エラー			
◎			○		

ヒューマンエラーは3つの指標で

「注意していれば事故は起きなかった」のではなく、ヒューマンエラーは誰にでも起こり得るという前提で考えます。分析では、対策のためにどんなエラーだったのか、その特性を明らかにするために3つに分けました。

①認知エラー

見間違い、聞き間違い、思い込みなどがこの「認知エラー」に当たります。当事者の表現としては「ちゃんと見なかった」「変わっていると思わなかった」というように、反省も込めて「自分の注意不足だった」ということが多いと思います。

このエラーは、例えば、内服薬の2mgと5mgを見間違えたなどです。その場では5mgだと確信して、その後の行動を選択しているのですから、②の「判断エラー」とは異なります。「見間違いを防止するような対策」が必要です。そのためには、はっきりした表示をする、声に出して確認する、聞き間違いであれば、相手の言ったことを声に出して復唱する、といったことが挙げられます。

②判断エラー

状況判断のエラー、つまりどう反応あるいは対処するかの決定を誤ったことによるエラーです。誤判断の原因には、誤解や知識不足が入ります。状況を正確に捉えていたとしても、その状況を基に「こうすべきだ」と判断して行ったことが結果として誤っていたということです。

なぜそのように判断したのかを検証し、誤解や知識不足に伴う場合は、教育が効果的な対策です。

③操作エラー

こうすべきだとわかっているのに、別の物をさわって落としてしまった、清潔操作の最中に必要な物品を落としてしまった、などの操作・動作の際のエラーで物品とのかかわりが大きいエラーです。「爪切りや衛生材料などの使い勝手が悪い」「手袋のサイズが合わない」などの医療機器・ケア用品の構造上の問題や、看護師自身の技術が未熟・不慣れなことが背景に考えられま

す。また、訪問時間が迫っている、慣れていない利用者宅で緊張していた、といったこともあります。

　対策は、技術の習得（トレーニング）が効果的です。物品の使い勝手が悪い場合は、物品の変更や改良も対策として考えられます。ただし、例えば爪切りは自分が使い慣れているものを使うほうがよいと思いますが、訪問先にあるそれ以外のものを使わざるを得ない場合もあるのが在宅ケアです。その場合は、より慎重な操作で対応することの徹底をはかります。訪問時間や緊張が要因の場合は、時間調整や、同行訪問による技術の確認なども対策として考えられます。

　ところで、以上の3つの要因に関して、経験を積んだ看護師ほど、実は知識不足に伴う「判断エラー」があったり、技術不足による「操作エラー」があったのに、それらを事故の原因として認識しようとせず、「わかっていたのに注意不足でやってしまった」と分析する、思い込む傾向がないでしょうか。

　訪問看護師は、お互いに同じ病院、同じステーションで働いてきた人は少なく、それぞれがさまざまなルールや環境の職場を経験して、現在は同じステーションで働いていることが多いと思います。

　だからこそ、次に同じ事故を起こす可能性を低くするために、知識や技術の再確認が大切です。事故が起きてしまったときに、それを原動力にするという姿勢を持ちましょう。

その他3項目の分析

「手順・ルール」に原因がある場合

　ステーションとしての手順やルールがない場合、あるいはまだ決めていない場合は、それがヒューマンエラーを起こし、あるいは結びついて事故につながります。

　例えば、「利用者宅の鍵を持ち出したときの返却したことを確認する方法がない」「点滴の指示が変わったときは口頭伝達のみで利用者宅で書面を見ながら確認する方法がない」という状況はないでしょうか。

　対策として、ケア手順書をつくる、表示を変える、医療上の指示を確認するためのシステムをつくることが考えられます。

「医療機器・ケア用品」に原因がある場合

　必要な物品や設備がない場合や使い勝手が悪い場合も、ヒューマンエラーを起こし、あるいは結びついて事故につながります。また、膀胱留置カテーテルのバルンが膨らまない、劣化していて通常の使い方で破損したなど、医療機器やケア用品自体に不備がある場合もあります。

　物品を変更する、改良を依頼する、または使用前にバルンが膨らむかどうか、機器が動くかどうかなどの作動確認をする、日常的に点検をする、などをステーションのケア手順の一環としてルール化することで、利用者への影響を未然に防ぐことができます。

　最近では、医療機器の改良が進んでいます。間違った操作では使用できないようにする「フールプルーフ」(fool proof)、故障した場合などに安全な方向に作動する「フェイルセーフ」(fail safe) などの設計がされている医療機器も増えてきました。

　「こんなふうになれば、安全なのに」「こういうときは使えないようになれば危険は減るのに」など、ヒヤリハット体験から訪問看護師が考えた意見を、医療機器等のメーカーに積極的に伝えることも、将来の大きな事故を防ぐことになるでしょう。

「環境」に原因がある場合

　作業環境が整っていない、十分な広さ・明るさ・時間がない場合は、ヒューマンエラーにつながります。

　例えば、利用者宅の電気が暗い、ベッドが壁にくっついていてケアのしやすい反対側に立つことができない、などがよく直面する場面です。また、次の訪問時間が迫っている、という時間的制約もヒューマンエラーにつながります。対策としては、作業環境を変える、訪問時間の調整をするなどがあります。

分析結果は共有し活用する

職場で討論

　誘因・原因分析をしたら、その結果が書かれた記入票を基に、ステーションのみんなで確認し、再発防止策を討論することがとても重要です。分析結果を受けて「事後対応」を上の者が考えて発令するのではなく、スタッフみんなで知恵を出し合うことが本当の再発防止につながるのです。話し合うことはスタッフ教育にもなります。業務の負担にならないやり方はいくらでもあります。例えば、1カ月1回の定例のスタッフ会議で、その月の分のインシデントレポートの分析・討論をするなど工夫しましょう。

インシデントレポートの活用

　すでに何度か触れましたが、ここで役に立つのが「インシデントレポート」(報告書)です。このレポートには、まず「インシデント」(出来事)が書かれていることが重要です。ヒヤリハットなのか事故なのかと細かく分類せずとも、役に立てよう、活用しようとすると、案外、形式は何でもかまわないのです。要は、「何があったのか」「それらに対する直後の行動・対応」が重点的に書かれていれば、メモでも立派に役立ちます。

　大切なのは「書くこと」、それを「習慣づけること」です。どんどん書き残す習慣、職場の雰囲気をつくりましょう。

　書く習慣がついてきたら、それを一定期間ごとに集計・分析します。そうすることでそのステーションの傾向が見えてきます。それに応じてマニュアルを見直したり、新たに作成したりと、より実のある対策をはかることができます。さらに、その作成過程でスタッフ同士がディスカッションすることで、大きな教育効果が得られ、スタッフのリスク感性を高めることにもつながります。

リスク感性を磨く
トレーニングと自覚

リスクに対する感性を磨こう

　ここまで、在宅ケアにおけるリスクマネジメントについて考えてきた中で、予防対策にしろ、事故対策にしろ、事後対応における原因分析にしろ、「リスクに対する感性」が1つ重要なキーワードであることに気づかされるでしょう。

　1人ひとりのスタッフが「リスク」を認識してケア・業務を行うようにすることが最も重要なことなのです。リスクに対する感性を磨いておくことです。リスク感性を高める2つのポイントを以下に示します。

1. トレーニングと振り返り

　事故を予見して回避できる能力を養うには、やはり日頃から職場での危険予知トレーニング（117ページ）を取り入れることなども重要です。また、きちんと事故を振り返る機会を設けるなど、事故を隠して遠のかせるのではなく、みんなで真正面から向き合うことが必要です。

2. 看護師（専門職、ケアのプロ）としての自覚を

　リスク感性を育む根幹は、「社会的責任を負っている専門職業人である看護師」であるということを自覚することです。医療事故を起こした場合、国家資格を有する専門職である看護師は、当然のことながら社会的責任（法的責任）を負うことになります。

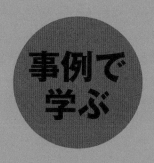

事故事例と分析

過去に起きた事故にこそリスクマネジメントのヒントが

　具体的なマネジメントのヒントは、過去に起きた事故にこそ埋もれています。起こり得る事故は、まったく同じではありませんが、過去の事例を類型化して、今後の教訓とし、マニュアル化に結びつけることができます。

　事例の分析作業については、「総論」で紹介しました。「影響レベル」を判断し、4項目6指標の「誘因・原因分析」で、リスクマネジメントへの学びが得られるはずです。

正解を示したものではありません

　ここでは、大きく17の事故について、分析結果、分析を基にしたその事故に対するリスクマネジメントのポイントを紹介していますが、各事例（CASE）についての影響レベルや原因分析結果、考察、そしてリスクマネジメントのポイントは、いずれもこれだけが正解というわけではありません。あくまでヒントや一例を示したものであるとご理解ください。ですから、事例のみ紹介しているケースもあります。

影響レベルや原因を分析し、ポイントをみんなで考えよう

　各事例（CASE）を読んだら、あなたが考える影響レベルと原因を分析してみてください。考えた結果、もし本書で示しているスケール（1、2、3やABCの数値や◎、○など）と違っていたら、あなたの考えを赤ペンで書き込んでしまってかまいません。書き込んだら、それをあなたの職場に持っていって話題にしてください。そして、なぜそう考えたのかを話し、ほかの人の考えも聞いてください。

　それが本書のここ、「事故事例と分析」での目的です。みんなに考えてもらうこと、話し合ってもらうことなのです。ですから、本書とあなたの考えが同じ場合も、職場で話題にしてください。

分析のやり方

●影響レベルの分析

①事例の影響について、「利用者の身体に及ぼす影響の度合い」（利用者身体的）と「スタッフ・ステーションが受ける影響の度合い」（スタッフ・ステーション）の両面について考えます。

②「**利用者身体的**」は、次の5段階で考え、評価結果を票に書き込みます。

レベル	影響度の基準
0	ヒヤリハット
1	影響なし
2	要経過観察
3	身体への影響・不快あり
4	重大な身体への影響あり

影響レベル	
利用者身体的	スタッフ・ステーション
2	

③「**スタッフ・ステーション**」は、次の5段階で考え、票に書き込みます。

レベル	影響度の基準
0	ヒヤリハット
A	影響なし
B	軽微な実害あり
C	中程度の実害あり
D	重大な実害あり

影響レベル	
利用者身体的	スタッフ・ステーション
2	B

●誘因・原因の分析

①下記の4項目6指標のうち、どれが原因として該当するのかを考えます。

②最も大きい原因と判断する項目に「◎」、関係があると判断する項目に「○」、関係の可能性がある項目に「△」を記入します。◎○△すべてをマークする必要はありません。また、同じ度合いを複数マークしてもかまいません。

原因分析結果					
ヒューマンエラー			手順・ルール	医療機器・ケア用品	環境
認知エラー	判断エラー	操作エラー			
◎			○		

※各指標の詳細は048〜050ページを参照してください。

01 在宅輸液療法

手技自体は病院と大差はないけれど……

　CVポートや輸液ポンプなどの医療処置・医療機器の開発により、在宅で輸液をする機会が増えました。手技自体は病院と大きな差はありません。しかし、医療者が滞在していない自宅では、特別な環境整備や配慮が必要です。在宅で起こりやすい事故とその背景を見てみましょう。

CASE 1　輸液ルートのクレンメ開放忘れ

　輸液ポンプを使用して24時間持続点滴中の利用者。
　点滴ルートの定期交換を行い、退室した。1時間後、利用者の家族から、「ポンプのアラームが鳴っていて、止まらない」と電話連絡。再訪問すると、輸液ルートのクレンメが閉まったままになっていた。

CASE 2　点滴の滴下量の間違い

　輸液ポンプを使用して点滴をしている利用者。
　滴下速度が「70mL/時間から90mL/時間に変更になった」とステーションで申し送りを受けていたが、70mL/時間でセットして退室。次の訪問先へ向かう途中で気がつき、急ぎ調整をして再訪問した。

CASE 3　点滴の接続部がはずれて出血

　末梢点滴を開始し、退室したが、2時間後に家族から、「点滴のところから血が出ている」と電話があった。再訪問すると、点滴ルートの接続部がはずれており、血液が逆流し、出血していた。

CASE 1について分析・考察してみよう

影響レベル	
利用者身体的	スタッフ・ステーション
2	B

原因分析結果						
ヒューマンエラー			手順・ルール	医療機器・ケア用品	環境	
認知エラー	判断エラー	操作エラー			
		○	○		

考察

　輸液ルートを交換する際、クレンメを開放しなかったという「操作エラー」に加え、最終的に、クレンメの開放を含め、ルート全体を確認しなかったことが原因。

　また、確認についての「手順・ルール」は、「了解事項」ではあったが、文書化されていなかった。

　当事者に対する指導だけでは再発の懸念が残り、他のスタッフによる同様の事故も起きかねない。そこで職場で輸液ポンプの作動確認を含めた、点滴ルート全体の適切な接続に関する学習の機会を設けること、また確認手順を作成し、処置マニュアルとして共有することが、同様の事故を起こさないためにもぜひ必要と思われる。

リスクマネジメントのポイント

- 看護師がすぐに観察しに行けない、という在宅ならではの条件を意識して、退室前に環境を整える「習慣」をつくることが大切です。

- 点滴量などの急な変更の指示をステーションで受け、その後、利用者宅を訪問するときに、視覚的に指示内容を確認できるものを持っていないと、やはりエラーが起こりやすくなります。「いつものことだから、多少変更があっても覚えているだろう」といった暗記・記憶に頼るのではなく、点滴指示や処置の内容など「利用者宅で確認する手段」をつくりましょう。時間的余裕があるときは、必ず指示書でもらうようにしましょう。

02 胃ろう

事故発生につながる――「慣れ」は最大の敵

　日中独居などで、経管栄養の注入の依頼を受けることも増えてきました。注入を「慣れ」で実施していませんか？　「慣れ」は事故につながる最大の敵です。胃ろうをめぐって在宅で起こりやすい事故とその背景を見てみましょう。

CASE 1　注入内容の間違い（内容物）

> 日中独居の利用者。
> 　昼の注入のために訪問。指示ではエンシュア250mL。しかし訪問するとエンシュアハイが置いてあった。自分の聞き間違いだったと思い、それを注入した。ステーションに戻り、記録のときにやはり間違いであったことに気がついた。

CASE 2　注入内容の間違い（注入量）

> ラコール400mL注入の利用者。体重増加傾向にあり、300mLに減量となった。しかし担当看護師は変更を認識しておらず、訪問時、いつものように400mLを注入。ステーションに戻り、記録のときに間違いに気がついた。
> 　所長は、朝の申し送りで情報を共有したつもりであった。担当看護師は朝の申し送りに参加していたが、減量について聞き逃していた。

CASE 2について分析・考察してみよう

影響レベル		原因分析結果				
利用者身体的	スタッフ・ステーション	ヒューマンエラー			手順・ルール	医療機器・ケア用品	環境
		認知エラー	判断エラー	操作エラー			
2	A	○			○		

> **考察**

　注入量変更について、"朝の申し送り"での伝達だけだったことが一番の原因。「口頭だけ」であったことも「認知エラー」を誘発した原因と思われる。さらに、変更事項を含めた胃ろうの手技について、利用者宅で最終確認する手順がつくられていないことも大きな原因と思われる。

　利用者宅でも確認できる手順（文書など）があれば、未然に防ぐことができたはずである。その情報は介護者とも共有することができ、間違いを防ぐのに役立つと思われる。

CASE 3　胃ろう注入時に接続部がはずれ、注入内容物が漏れ、寝衣・寝具を汚染

> 胃ろう注入を開始し、片づけ・記録記載。退室前に最終確認したところ、接続部がはずれ、エンシュアが漏れていた。パジャマやシーツまで汚染し、更衣、シーツ交換をすることとなった。

CASE 3について分析・考察してみよう

影響レベル	
利用者身体的	スタッフ・ステーション
3	B

原因分析結果						
ヒューマンエラー			手順・ルール	医療機器・ケア用品	環境
認知エラー	判断エラー	操作エラー			
		○		○	

> **考察**

　胃ろう注入の接続を、しっかりしなかったという「操作エラー」が大きい。注入を開始した後、ラインの確認をすれば、シーツ汚染となる前に気がつくことができただろう。ケア用品は消耗品であり、劣化するので、毎回確認作業を怠らないようにしたい。開始時に大丈夫であっても、途中での確認も必要である。

　このケースでは、利用者だけでなく介護者へも、洗濯物を増やすなどの負担をかけてしまっている。自分の「操作エラー」がどれだけの負担を増やしてしまうのかを認識できていれば「接続部をしっかり確認しよう」という判断の芽生えにつながるのではないだろうか。

CASE 4 胃ろうチューブの固定水注入時に、シリンジの先端が折れた

胃ろうチューブの固定水の量を確認し、再度蒸留水を注入した際、接続していたシリンジの先端が折れ、固定水が流れ出してしまった。折れた先端を取り出せなかったため、チューブ自体の入れ替えが必要となった。

CASE 4について分析してみよう

影響レベル	
利用者身体的	スタッフ・ステーション
3	B

原因分析結果						
ヒューマンエラー			手順・ルール	医療機器・ケア用品	環境
認知エラー	判断エラー	操作エラー			
				◎	

考察

まず使用したシリンジが、劣化していたか不良品であったことが考えられる。固定水を確認するためのシリンジを交換せずに、同じものをずっと使っていた場合は劣化する可能性があるため、定期的に新しいものに交換することで予防できる。

また、このケースのような出来事が起きた際に、その日のうちに対応できるように、チューブ類の管理がある利用者への訪問時間を、平日の遅くない時間帯にすることも速やかな対応につながるだろう。

リスクマネジメントのポイント

- 病院と違い、訪問看護では注入内容などの指示を受ける場は事務所である場合が多いため、その後に利用者宅を訪問するときに、指示内容を確認できるものを持っていないとエラーが起こりやすくなります。必ず「指示を利用者宅で確認」できる文書を作成しておくことが必要です。

- パジャマやシーツに汚染があった場合は交換しなくてはなりません。当事者である利用者だけでなく、介護者の負担も増すことになります。そればかりでなく、次の利用者への訪問時間の遅れも生じます。次の利用者・介護者に

も負担をかけてしまうのです。その結果として、ステーションに損失をもたらすことも考えられます。そのことを認識して、1つひとつのケアについて確認作業することを習慣づけましょう。

- 使用する物品の不具合や老朽化による破損など、看護師の手技以外の問題による事故も起こります。事前に点検をすることで回避できることもありますが、主治医への連絡や往診の依頼をしやすい曜日に、訪問看護で処置などを行うスケジュールを立てることで早急な対応が可能となります。

03 | 人工呼吸器

生命に直結！ この事故は絶対に起こしてはいけない

　難病や高度障害などで人工呼吸器を必要とする患者さんが、在宅で療養をされるケースが増えています。人工呼吸器は生命に直結するものですが、事故は起こります。どのようにして、大きな事故にならないよう未然に防いでいけるかがカギです。事故は絶対に起こしてはいけません。しかし……。下記に紹介する実際の事例を見て、ヒヤリとする看護師もいるのではないでしょうか。

CASE 1　退室後、家族より「回路の上に布団がかかっていた」と電話連絡

> ALSで人工呼吸器使用中の利用者を担当して3年目の看護師。
> いつもどおりのケアを終了し退室。次の訪問先へ向かう途中、家族より電話。
> 「回路の上に布団がかかっていた。すぐに気がついたので、からだに問題はなかったけれど、今後はもっと注意を払ってほしい」と連絡を受けた。

CASE 1について分析・考察してみよう

影響レベル || 原因分析結果						
利用者身体的	スタッフ・ステーション	ヒューマンエラー			手順・ルール	医療機器・ケア用品	環境
		認知エラー	判断エラー	操作エラー			
1	B	○		○	○		

考察

　ケア終了時に回路の確認を忘れたという「認知エラー」である。利用者家族の確認がスタッフのエラーに気づくことになった。このケースは、「担当して3年目」と、長く担当していることによる看護師の"慣れ"が引き起こした。どんなケースでも、退室前に最終的な確認をすることは必要だが、生

命に直結するようなケースの場合は、ことさら徹底する姿勢が基本として求められる。しかし一方でエラーは起きる。家族やヘルパーなど、退出後に引き継ぐ人と確認し合うことも大切だろう。

CASE 2 回路交換後、回路に亀裂が発生

回路の定期交換日。回路交換は、家族にアンビューバッグをしてもらいながら看護師が行っている。

その日、排便ケアに時間がかかってしまい、次の訪問時間が気になっていた。そのため新しい回路をテストバッグ確認せず本人に装着した。

しばらくすると低圧アラームが鳴り、確認すると回路に亀裂が入っていた。再度新しい回路に交換。結局、時間がかかり、次の訪問が遅れてしまった。

CASE 2について分析・考察してみよう

影響レベル		原因分析結果					
利用者身体的	スタッフ・ステーション	ヒューマンエラー			手順・ルール	医療機器・ケア用品	環境
		認知エラー	判断エラー	操作エラー			
3	B		○				○

考察

回路交換時は、必ずテストバッグで回路の破損などがないかを確認するという「手順・ルール」が決まっていたにもかかわらず、時間を気にして手順を省いた「判断エラー」である。どんな場合でも、必ずマニュアルどおりに実施することが事故予防の基本。小さな「判断エラー」が大きな事故につながることを忘れてはならない。

アラームが鳴り、再度、回路交換をしなくてはならなくなれば、結局は余計に時間がかかってしまう。急がば回れ、急ぐときにこそ基本に忠実に、手技を実施すべきであろう。

CASE 3 訪問診療の日なので「気管カニューレのカフエア量の確認不要」と判断したら……

訪問時には毎回カフエア量を確認している。ただし主治医の訪問診療日には主治医がカニューレ交換を行うので、看護師は確認しなくてよいことにしていた。

その日、訪問診療が1日ずれる連絡が入っていたが、担当看護師はそのことを忘れてしまい、「月初めの火曜日は訪問診療の日なので、カフエア量の確認は必要ない」と判断してケアを終了、退室した。

午後になり、付き添いのヘルパーから、「エアが抜けているようだ」と電話連絡。エアが確認されていないことに気がついた。

CASE 3について分析・考察してみよう

影響レベル	
利用者身体的	スタッフ・ステーション
3	B

原因分析結果						
ヒューマンエラー			手順・ルール	医療機器・ケア用品	環境	
認知エラー	判断エラー	操作エラー				
	○		○		○	

考察

最大の原因は、カフエア量の確認を「訪問診療日は行わない」と決めていたことである。「毎回のカフエア量の確認は訪問看護師の業務である」と決めていたのなら、訪問時には必ず確認するため、今回のケースは避けられたはずである。

特に在宅では、病院のように、気になったり、いざというときに対応できる医療者が、24時間身近に待機しているわけではない。「訪問時に必要なことはすべて確認しておく」との心構えが、利用者の療養を安全に継続することにつながると思われる。人工呼吸器のチェック項目をリストにしておくと、確認忘れがないかがわかるし、不安になったときや急な担当者の変更にも役立つだろう。

リスクマネジメントのポイント

- 人工呼吸器に関するエラー発生は生命に直結する事故につながるものです。絶対に事故を起こさないために、慎重な対応を求められます。長年同じ利用者に訪問していると、"慣れ"が生じやすいのも在宅の環境ならではです。「"慣れ"はすべての事故原因」との意識を持ち、緊張感を持って確実なケアを実施しましょう。

- 在宅では、看護師が24時間観察できないので、アラームや異常を発見するまでに時間がかかってしまうのがこの手の事故の特徴です。その結果、状況が悪化してからの対応になります。あらゆるリスクを考慮し、観察をしっかりすること、事故予防のためのチェックリストを作成し、毎回確認を徹底する必要があります。

04 在宅酸素療法

大事故につながる可能性は病院の比ではない

最近の在宅酸素の器械は操作がシンプルで、利用者自身による管理もしやすくなっています。それでも、利用者が必要な酸素流量を得られず体調に悪影響を及ぼす事態が起きています。また、環境や管理が行き届いた病院とは違い、酸素に引火し、大事故につながる想定内・外の危険があちこちに潜んでいます。

CASE 1　酸素吸入中の利用者がタバコを吸ってしまい、酸素に引火

在宅酸素療法の利用者が、酸素の鼻カニューレを着けたままタバコを吸い、酸素に引火して爆発。顔にやけどを負った。

CASE 2　酸素濃縮器の加湿器のセットがはずれていた

在宅酸素療法の利用者宅で加湿器の蒸留水を追加した。追加後、加湿器をきちんとセットしたつもりだったが、後で利用者から「加湿器がはずれていた」と連絡があった。

CASE 3　利用者外出の途中で酸素ボンベの酸素がなくなる

在宅酸素療法中で、外出時には酸素ボンベを使用している利用者。
看護師は訪問時に、酸素ボンベの残量を確認することがケア手順に入っていた。その日も酸素ボンベの残量は確認したが、後日、利用者から「外出した際、途中で酸素がなくなってしまった」と報告があった。使用量などの変更はなく、残量の確認を誤ったと思われた。

CASE 1について分析・考察してみよう

影響レベル	
利用者身体的	スタッフ・ステーション
4	A

原因分析結果						
ヒューマンエラー			手順・ルール	医療機器・ケア用品	環境	
認知エラー	判断エラー	操作エラー				
	○				○	

考察

やけどという身体的傷害が生じてしまったため、利用者の身体的な「影響レベル」は4に相当すると判断した。

また、看護師が直接関与した事故ではないが、利用者への教育や環境整備などは看護師の役割の1つである。ステーションの影響レベルはAと判断したが、「患者教育・管理等をやらない、できない」では、ステーションの信頼問題に発展することもあり得る。

酸素の鼻カニューレを着けたまま、利用者がタバコを吸う可能性があること、その可能性を考えていても「対策を立てていなかった」というアセスメント不足(判断エラー)は大きい。

自宅では介護者が不在だったり、いたとしても利用者の行動を制限できないことがある。そうした環境で、利用者が喫煙を我慢できない可能性がある場合、「吸わないように注意する」という指導だけでは、リスク回避の対策としては不十分であることを知らしめてくれる。喫煙や調理など火を使う場合はどうするかという取り決めをして環境を整え、やけどや火事などの大きな危険を回避できるような対策が必要である。

リスクマネジメントのポイント

病院では治療上のさまざまな制約を受け入れていた利用者でも、自宅では喫煙してしまうことがあります。それを見越して、訪問看護師が、喫煙を禁止する指導をしても、それだけでは利用者は隠れて喫煙することもあります。喫煙することが避けられないのであれば、身体的な影響とは別に、「安全に

喫煙する環境」を利用者と一緒に考えるという現実的な対応も必要になるでしょう。

- 自宅内で利用者が移動することにより、酸素のチューブが引っかかったり、ストーブの熱で破損したりする事故が起きる可能性もあります。利用者の行動範囲や注意力、歩行状況などを確認し、環境整備をすることも必要です。

- 在宅酸素療法の利用者は、自宅（居室）内だけでなく、外出など行動範囲が広いことが多いものです。一方で、高齢者の場合は、細かい目盛が見えにくいこともあり、訪問看護師が利用者の行動に合わせて、酸素濃縮器の酸素流量や酸素ボンベの残量の管理をする必要があります。

- 酸素が流れないことで利用者に起こり得る影響を認識し、酸素濃縮器や酸素ボンベの取り扱いを慎重に行う必要があります。また、酸素流量や酸素ボンベの残量の確認をする際には、暗記・記憶に頼るのではなく、指示量などを、利用者宅で確認する手段を職場で決めておきましょう。

05 内服薬

薬のセットや飲み間違い、複数処方による混乱も

　内服薬の一包化や、薬剤師による配薬など、薬の管理を手助けする方法が増えてきました。それでも、薬のセットミスや飲み忘れ、飲み間違いなどは起きます。薬を処方している医療機関が複数ある場合は薬の届く時期がずれることで混乱したり、次回受診までの薬が不足することも多いのが現状です。

CASE 1　内服薬をセットする際に1種類入れ忘れる

　週1回の訪問看護時に、内服薬を薬カレンダーにセットしているケース。
　1週間分の薬をセットして退室したが、翌日、利用者の家族から、「薬の数がいつもと違う」と電話があった。
　2カ所の医療機関にわたって複数の科から内服薬が処方されていたのだが、そのうちの1つの科から処方されていた薬をセットするのを忘れていた。

CASE 2　内服薬の数を間違えてセット

　下剤を朝1錠、昼1錠、夜2錠でセットすべきところを、夜も1錠のみでセットしてしまった。
　ステーションに戻ってから、他のスタッフと話していて間違いに気がついた。

CASE 3　退院時に増えた薬がもともと飲んでいたものと同じだった

　下剤を服用していた利用者が入院。退院後、退院時に処方された薬を飲み始めるが、"寝る前服用"の下剤がない、と入院前の処方薬を服用。ところが、商品名が異なるだけで、下剤は"夕食後服用分"で処方されていた。

CASE 4　目の悪い利用者が、水剤の下剤と目薬を間違えて服用

薬の内服を自分で行っている視力が低下した利用者。
滴下して内服する下剤だと思って内服していたものが目薬だった。

CASE 5　家族が抗真菌剤とステロイド剤を間違えて塗布

利用者の陰部に発赤。白癬によるものと判断された。訪問看護師は処方された抗真菌剤を塗布するよう利用者の家族に説明。
　ところが軟膏がいくつもあり、家族はステロイド剤が指定されたものだと思い塗布していた。

CASE 1について分析・考察してみよう

影響レベル	
利用者身体的	スタッフ・ステーション
2	B

原因分析結果					
ヒューマンエラー			手順・ルール	医療機器・ケア用品	環境
認知エラー	判断エラー	操作エラー			
○			○		○

考察

　2カ所の医療機関から処方されていることを認識していなかった（忘れていた）ことによる「認知エラー」が直接的な原因だが、定時薬の処方がどこからされているのかを確認する手段がなかったことも原因として見逃せない。複数の医療機関から同時処方されている状況は、在宅では少なくない。
　例えば、利用者の手順書に「○カ所（○○科、△△科）の受診・処方あり」と記載するだけでも、確認の手助けになるだろう。

リスクマネジメントのポイント

- 内服薬を一包化してもらうことで、飲み忘れの予防や残数の把握がしやすくなります。ただし、処方の変更内容がすぐにわからないという面もあるので、その点に注意を払いながら、あまり変更がない内服薬についてはできる限り、管理しやすいように一包化を勧めます。

- 複数の医療機関や診療科を受診している場合、処方薬の内容を把握するのが難しいことがあります。特に、処方日や処方期間が異なると、どのような薬がどのくらい処方されているのか、利用者自身も混乱してしまうことがあります。飲みすぎや飲み忘れを防ぐために、どの医療機関からどのくらいの頻度で、どのような処方薬がどれぐらいあるのかを、職場で共有するための方法を決めておく必要があります。

- 薬カレンダーの使用など、利用者にとってわかりやすく、かつ訪問看護師や訪問介護スタッフが、内服状況を把握しやすい方法をとる必要があります。

- 同じ作用の薬でも、最近はジェネリック薬が多く、商品名だけで判断できない状況があります。処方が変更になったときは、一覧表と見比べるなどの確認を行いましょう。

- 形状の似た薬は、看護師にとっては見慣れていて間違えないようなものでも、利用者や家族にとっては見分けにくいものです。商品名や説明書きの字は小さくて高齢者には読みにくいため、おおよその見当をつけて使用することも多くなります。似たものは別の場所に置いたり、見分けやすくする工夫が必要です。

06 膀胱留置カテーテル

高度な医療処置が"身近"に→事故増大の最強因子

　多くのステーションで、膀胱留置カテーテルを挿入している利用者への訪問をしているのではないでしょうか。実際に、膀胱留置カテーテルを挿入して、自宅で生活している人は少なくありません。身近な医療処置となる一方で、さまざまな事故が起きています。

CASE 1　膀胱留置カテーテルを挿入したが、尿の流出なく再挿入

　医師の指示で、女性利用者の膀胱留置カテーテルを挿入することになった。カテーテルを挿入したが、尿の流出が見られず、再挿入することになった。

CASE 2　淡血性の尿確認も様子見、夜間に意識レベルが低下して緊急入院

　男性の膀胱留置カテーテル交換を訪問看護師が実施。挿入時に少し入りにくい個所があったが、大きな抵抗はなく挿入でき、尿の流出を確認し、退室した。
　ところが、夕方になって家族から「おしっこに血が混ざっているみたい」との電話あり。訪問すると、淡血性の尿が出ていたが、カテーテル交換の刺激によるものだろうと判断し、様子を見るように伝えて退室。
　夜間、利用者の意識レベルが低下して緊急入院となった。尿道損傷による高度な貧血が起きていたことが判明した。

CASE 3　膀胱留置カテーテルの定期交換日を忘れる

　3週間に1回、定期的に膀胱留置カテーテルを交換している利用者。
　その日、定期交換の予定日だということを忘れてしまい、交換をしないまま訪問を終えてしまった。
　夕方、交換のし忘れを他のスタッフに指摘され、翌日再訪問して交換した。

CASE 4　交換時、製品不良で固定用のバルンが膨らまず

膀胱留置カテーテルの交換の前に、固定用のバルンが膨らむかどうか蒸留水を入れて確認したところ、バルンが膨らまなかった。予備に置いておいた別のカテーテルがあったので、それを使用した。

CASE 1について分析・考察してみよう

影響レベル	
利用者身体的	スタッフ・ステーション
3	B

原因分析結果						
ヒューマンエラー			手順・ルール	医療機器・ケア用品	環境	
認知エラー	判断エラー	操作エラー			
		○			○

考察

膀胱留置カテーテルの挿入部位をめぐる技術不足（操作エラー）が原因として考えられる。

また、ケアをする場として照明器具が調整・配置されている病院の病室と違い、生活の場である自宅は明るさの問題、さらには処置の際の立ち位置や物品を置く場所の確保もしにくいという環境上の制約がある。

医療機関によって提供される物品も異なるので、基本的な技術を守りながら、ケア・処置方法に柔軟に対応していくための知識・技術も必要である。

リスクマネジメントのポイント

訪問看護は病室ではなく利用者宅で、なおかつ1人で対応しなければならないので、ケアするときの利用者の姿勢や看護師の位置などを整えるのが難しいことがあります。また、主治医によって使用する医療物品が異なり、手技に慣れるのに時間がかかることがあります。マニュアルで基本的な手技を確認することと、利用者ごとの操作しやすい条件をどのように整えるかを、職場で考えて共有しておく必要があります。

- 担当看護師以外の看護師が訪問する場合でも、定期的に行うケアや処置について把握できるようなルールを、職場で決めておく必要があります。

- 在宅では物品の数が限られ、また不備があった場合に発見が遅くなる可能性があるため、バルンがちゃんと膨らむかなどの使用前の確認は必須です。ケア・処置方法の手順書の中に、バルンが膨らむかどうかの確認項目を入れておくとよいでしょう。

07 麻薬製剤

確認、もう一度確認！

がんの終末期を在宅で過ごす方が増え、訪問看護を利用されています。特にペインコントロールは重要で、利用者のQOLに大きく影響します。最近は麻薬製剤も増え、さまざまな種類を在宅でも使用しています。簡便に使えるようになった半面、「麻薬」という感覚が薄れ、注意不足になっていませんか？

CASE 1　デュロテップパッチの交換忘れ

膵臓がん末期の利用者。
2人の看護師が交代で毎日訪問。疼痛コントロールでデュロテップパッチ貼付。3日ごとの交換であったが、10時の定期訪問時、パッチ交換を忘れてしまった。
その日の夕方、利用者から「いつもより痛みが強い」と電話。もう1人の看護師にパッチの交換確認をされ、忘れたことに気がつき、再訪問した。

CASE 1について分析・考察してみよう

影響レベル		原因分析結果				
利用者身体的	スタッフ・ステーション	ヒューマンエラー			手順・ルール	医療機器・ケア用品	環境
		認知エラー	判断エラー	操作エラー			
3	B	○			○		

考察

デュロテップパッチは3日ごとの交換であったが、交換日をカレンダーにチェックするなど、視覚的な確認手法が整備されていなかった「手順・ルール」のエラーと、看護師が交換日を確認しなかった「認知エラー」のケース。2人で受け持っており、交換が確実になされるよう、交換日を"誰が見てもわかる"

表記方法とするなどの工夫を、ステーションとして講じることが必要である。

CASE 2　フェントステープ交換時に、はがし忘れ

毎日交換するフェントステープが、いつも貼付する位置の前胸部左右になかった。はがれてしまったと思い込み、新しいテープを貼った。

翌日、別の看護師が訪問。清拭の際、一昨日のテープが下腹部に貼付されたままになっているのに気がついた。

CASE 2について分析・考察してみよう

影響レベル || 原因分析結果						
利用者身体的	スタッフ・ステーション	ヒューマンエラー			手順・ルール	医療機器・ケア用品	環境
		認知エラー	判断エラー	操作エラー			
2	A	○			○		

考察

フェントステープがいつもの貼付位置にないために、はがれたと思い込んだ「認知エラー」と、貼付位置を記録に記載するなどの「手順・ルール」を決めていなかったことが原因。テープ貼付位置はさまざまであり、全身の観察ができていなかった。また、ステーション内で、貼付位置の申し送りの徹底、記録に貼付位置も記載するなどの工夫ができればよい。

CASE 3　フェントステープ増量の変更指示が伝わっていなかった

フェントステープ1mgでペインコントロールしていたが、痛みが強くなり、2mgへ増量の指示があった。まだ1mgが6枚残っていたので、3日間は2枚貼付との指示であった。

朝の申し送り時、変更を口頭で伝える。担当看護師は返事をしたがメモはとらなかった。

訪問時、増量の指示を忘れ、1枚はがし、1枚だけ貼付。夕方になり、「痛みが強い」と利用者から電話が入り、増量していないことに気がつき、再訪問した。

CASE 3について分析・考察してみよう

影響レベル	
利用者身体的	スタッフ・ステーション
3	B

原因分析結果						
ヒューマンエラー			手順・ルール	医療機器・ケア用品	環境	
認知エラー	判断エラー	操作エラー			
○			○		

考察

申し送り時にメモをとっていなかったことが大きな原因。

指示受けは事務所、現場は利用者宅であるので、必ず文書などで視認できる方法を職場で考えておくことが必要だろう。特にペインコントロールについては、より慎重な対応が求められる。ペインコントロールは重要で、看護師のうっかりのために利用者の苦痛を増強させることがあってはならない。

リスクマネジメントのポイント

- 麻薬使用量は、痛みの状況に応じて随時変更されていくものです。そのため、指示変更を看護師誰もが常に把握できるよう、指示内容を視覚的に確認できるようにしないとエラーが起こりやすくなります。指示を受けた人が必ず、変更を確実に申し送り表などの文書に残すようにします。

- 担当看護師が複数の場合、その日のケア、処置が一覧になっていて処置の抜けがないように確認できるものがないと、事故が起こりやすくなります。暗記・記憶に頼るのではなく、指示やケア、処置の内容などを、利用者宅で確認できるようなリストを作成するなどの手段を講じるとよいでしょう。

- 特に麻薬の指示に関しては、取り扱いに細心の注意を払うことが必要です。看護師のエラーで、利用者の苦痛の緩和が妨げられてはなりません。ステーションとしてシステムづくりをしておくことが大切です。

08 インスリン注射

暗記・記憶は事故の元

訪問看護においてインスリン注射の依頼を受けることも多くなりました。単位数など変更の可能性があるのに、暗記や以前の記憶に頼ってしまい、事故が起こっています。どんな場合にも、確認作業が事故予防の第一段階です。

CASE 1　インスリン注射の単位数の間違い

日中独居の利用者。

昼食前のインスリン注射のために訪問。今まで16単位であったが、HbA1c値が改善されてきたため、14単位に変更になっていた。しかしその日は担当者が休みのため、以前担当したことのある看護師が訪問。申し送り手順書が16単位だったため16単位を注射。ステーションに戻り、記録をするときに、14単位に変更になっていたことに気がついた。

CASE 1について分析・考察してみよう

影響レベル	
利用者身体的	スタッフ・ステーション
3	A

原因分析結果					
ヒューマンエラー			手順・ルール	医療機器・ケア用品	環境
認知エラー	判断エラー	操作エラー			
○			○		

考察

申し送り手順書が書き換えられていなかった「手順・ルール」のエラーが原因の1つ。エラーが起きないよう「申し送り手順書」は作成していたが、変更の都度書き換えることが徹底されていなかった。また、訪問したのが以前の担当看護師で、「いつもの単位だな」と思い込んで確認をしなかったこ

とも事故につながった。

インスリンの過剰投与で低血糖になるなど、利用者の身体的影響レベルは大きい。指示変更があった場合は、必ずスタッフ全員が把握できるように申し送り方法を徹底することが必要である。

CASE 2 あらかじめ取り決めをしていた場所にブドウ糖がない

> 認知症の独居高齢者。
> 訪問時、低血糖を起こしていた。急いで、あらかじめ取り決めをしていた場所を見たが、ブドウ糖がなかった。室内を探し回り、ようやく見つけることができ、対処した。

CASE 2について分析・考察してみよう

影響レベル || 原因分析結果						
利用者身体的	スタッフ・ステーション	ヒューマンエラー			手順・ルール	医療機器・ケア用品	環境
		認知エラー	判断エラー	操作エラー			
2	A	○					○

考察

認知症がある利用者で、本人が物を片づけ、場所を移動させてはどこに置いてしまったのか、わからなくなるという自宅ならではの環境要因が大きい。あらかじめその状況を想定し、ブドウ糖の置き場所を動かしてしまうと予測した対応ができなかったことが原因。確実な場所を確保し、すぐに対応できる方法を柔軟に決めておくことも一考すべきであった。

CASE 3 不必要な血糖測定をしてしまった

> 退院当初は血糖値が不安定だったため、毎回血糖測定の指示が出ていた利用者。
> 1カ月が経過し、血糖値が落ち着いてきたので、週1回・月曜日の測定に指示が変更となった。ところが、ハッピーマンデー明けの火曜日のこと。訪問した看護師が「今日は月曜日」と勘違いして2日連続の血糖測定をしてしまった。

CASE 3について分析・考察してみよう

影響レベル	
利用者身体的	スタッフ・ステーション
3	A

原因分析結果						
ヒューマンエラー			手順・ルール	医療機器・ケア用品	環境	
認知エラー	判断エラー	操作エラー			
○			○		

考察

近年は"ハッピーマンデー"の促進（土日月の3連休を増やす制度）で、月曜日が祝日という暦のパターンが増えた。それを忘れて、「休み明け＝月曜日」という感覚で、火曜日訪問であったにもかかわらず月曜日と勘違いしたことが原因である。さらに、手技についての確認ができていなかった。

手技実施を確実とするため、カレンダーに印をつける、測定の前に必ずカレンダーを見て確認する、また血糖測定日について曜日だけではなく日付を併記するなどの方法で予防は可能である。

リスクマネジメントのポイント

- インスリンの単位数などは変更されやすい指示です。「いつものことだから、変更も覚えているだろう」といった暗記・記憶に頼るのは事故の原因となります。利用者宅で指示内容を確認できるように、必ず文書で確認できるようなシステムをつくっておきましょう。

- 訪問時のうっかりに曜日の確認があります。特に祝日などで訪問日を変更した際に、間違いが多い傾向があります。確認作業を徹底できるような手順書を作成し、うっかりエラーを予防していくことが必要です。

09 針刺し

被害者は、看護師、利用者、家族・介護者も

在宅医療に取り組む医師の増加や医療機器の進展など、自宅で医療を受けられる環境が整ってきました。がん末期の方や高齢者に、自宅で点滴や注射をする機会が増える一方で、それに伴う「針刺し」が起きています。病院と違い、被害者が多様なのが特徴です。

CASE 1 翼状針を針捨て容器に入れる際に針を指に刺してしまった

C型肝炎のある利用者に静脈注射を実施し、針を容器に捨てる際、針捨て容器の縁に翼状針の羽が当たり、針の向きが動いたため、看護師が針を手に刺してしまった。

CASE 2 インスリン用注射器の針を家族が手に刺してしまった

インスリンの注射を家族が実施している利用者。ペン型の注射器の針にリキャップをしようとして、家族が手に針を刺してしまった。

CASE 3 留置針をリキャップしようとして、手に刺してしまった

点滴実施のため、留置針で血管確保した後、留置針をリキャップしようとして、キャップを持ったほうの手を刺してしまった。

CASE 1について分析・考察してみよう

影響レベル	
利用者身体的	スタッフ・ステーション
ー	D

原因分析結果						
ヒューマンエラー			手順・ルール	医療機器・ケア用品	環境	
認知エラー	判断エラー	操作エラー			
		○		○	

考察

　事故発生時点で影響レベルを判断すると、利用者への影響はないため、利用者身体的な影響レベルは「なし（ー）」である。ただし場合によっては、その後に利用者の血液検査が必要となり、採血による痛みを伴うこともあり得る。感染した可能性があるため、スタッフ・ステーションへの影響レベルはDと判断した。

　感染症のある利用者であることを認識していたが、針捨て容器の縁に翼状針の羽が当たってしまい、刺さってしまったという「操作エラー」が直接的原因。また針捨て用の容器が、病院のように大きなものでないことも大きな原因だったと思われる。

　ほかにも、容器や環境上の不備を確認することや、職場の取り決めが不足していたり、不十分だったことも考えられる。また、次の訪問の時間が迫っていたなど、あせりが「操作エラー」につながった可能性もあり、検証・改善したい。

リスクマネジメントのポイント

● 緊張したり、時間の余裕がないことによるあせりが、針刺しなどの事故を誘発しやすくしています。点滴などを実施する場合は、時間の余裕のある訪問予定を組むようにしましょう。

● 可能な限り、必要時には他の看護師が処置の応援に行けるような訪問スケジュールを組んでおくことで、訪問する看護師の精神的な負担を減らすこと

ができます。

- 針捨て容器や点滴・採血時に使用できる物品が、病院とは異なり限られるため、操作しにくい状況があります。必要な物品を整えるように、かかりつけ医や利用者・家族と相談しておくことでリスクを軽減できます。

- 家族が処置をすることも多いため、家族の安全を確保するための指導も訪問看護師の役割です。家族の理解力・判断力・行動力などのレベルをアセスメントして、指導やフォローをしましょう。

- 家族の針刺しを予防するために、手順書などを用いて十分な説明と手技の確認を行いましょう。

10 爪切り

爪切りを甘くみてはいけない!!

爪切りの技術は、看護学校の授業ではほとんど扱われていなかったと記憶しています。しかし、訪問の現場では爪を切ることが実に多く、爪切りをめぐる事故も多いのが現状です。

CASE 1 拘縮がある右手の爪切り時に皮膚を損傷

脳梗塞後遺症のため、右上下肢麻痺があり、右手が屈曲拘縮している利用者。

右手が十分に伸展できず、観察が困難な状態で爪切りを実施。加えて発汗による皮膚の浸軟が見られた。第一指の爪切りをしているときに、皮膚を損傷、出血させてしまった。

CASE 2 巻き爪の角を深くカットし過ぎて出血・炎症

両足第一指が巻き爪の利用者。利用者から「角が喰いこんで痛い」との訴えがあり、爪角を深くカット。巻き爪のことは深く考えず、利用者宅にあった爪切りでカットしたところ出血、その後に炎症が起きてしまった。

CASE 2について分析・考察してみよう

影響レベル	
利用者身体的	スタッフ・ステーション
3	B

原因分析結果						
ヒューマンエラー			手順・ルール	医療機器・ケア用品	環境	
認知エラー	判断エラー	操作エラー			
	○	○		○	

考察

巻き爪を正しくケアする技術を習得していなかったことによる「判断エラー」が大きい。また技術に不慣れであったための「操作エラー」や、正しい爪切り道具を用いなかったことも原因である。

CASE 3 白癬感染で爪肥厚。カットしたら皮膚に達してしまい出血

爪が白癬感染により肥厚している利用者。爪切りの際、ニッパーを使用。カットしたら皮膚に達してしまい、出血させてしまった。

CASE 3について分析・考察してみよう

影響レベル		原因分析結果				
利用者身体的	スタッフ・ステーション	ヒューマンエラー			手順・ルール	医療機器・ケア用品	環境
		認知エラー	判断エラー	操作エラー			
3	B		◎			○	○

考察

白癬感染により肥厚した爪は、皮膚と爪との境界が不明瞭で、爪切り時は細心の注意が必要となる。そのことを認識しておらず、一度にカットしようとしてしまったと思われる。知識不足や誤認に起因する「判断エラー」が大きい。また、在宅の場合は照明が暗かったり、適切な立ち位置が確保できないといった環境的制約が大きく、そうした面も要因としてあったことが考えられる。

リスクマネジメントのポイント

● 巻爪の切り方、白癬感染した爪のケア方法などについて学習会を開き、知識を深めるとともに各ステーションでマニュアル化を図りましょう。

● 爪の状況に合わせた爪切りの選択は大切です。ステーション内で物品をどの

程度整備しているか見直してみましょう。

- 在宅での特徴として、部屋が暗い、立ち位置が悪いなどの住環境上の制約が爪切り事故に結びつく可能性は大いにあります。そのような環境でも、どのようにすれば安全が確保されるか、もう一度振り返ってみましょう。

- 巻き爪や白癬感染による爪の肥厚がある場合は、必ずしも看護師サイドだけで対応するのではなく、主治医の見解を仰ぎましょう。

11 転倒・打撲

危険がいっぱい！ 介助時、移乗・移動時、リハビリ時

在宅で最も多い事故が「転倒・打撲」です。在宅ケアでは環境が十分でない中、1人で介助や移動を行うこともしばしばです。利用者だけでなく、看護師自身も転倒・打撲してしまうこともあります。

CASE 1 車いすへの移乗介助の際、利用者が肋骨を骨折

布団で生活している96歳、要介護4の利用者。認知症あり。
長期臥床のため、下肢の筋力が低下して立位が困難。臥床から立位、そして車いすへと移乗介助をした際にバランスを崩す。転倒は防げたものの、利用者が側胸部の疼痛を訴える。X線検査の結果、肋骨部が亀裂骨折していた。その後の受診と治療費はステーションで負担した。

CASE 1 について分析・考察してみよう

影響レベル	
利用者身体的	スタッフ・ステーション
4	C

原因分析結果						
ヒューマンエラー			手順・ルール	医療機器・ケア用品	環境
認知エラー	判断エラー	操作エラー			
	○	○			○

考察

布団から車いすへの移乗の際はバランスも崩しやすく、1人での介助は危険が伴う。移乗介助の方法が未熟であった「操作エラー」であり、看護師が"1人でできる"と過信してしまった「判断エラー」も原因。

ベッドなら移動も容易なので、ベッド導入を働きかけることも必要。ただし、利用者側に理由があって布団で生活している場合、無理強いは禁物。

CASE 2　歩行リハビリ中に転倒・打撲

脳梗塞後遺症により右麻痺がある利用者。
　一本杖を使用し、自立歩行のリハビリを実施。訪問看護師は後方から見守っていた。利用者が方向転換の際、バランスを崩して転倒。支えようとしたが間に合わず、麻痺のある右側に転倒した。骨折等はなかった。

CASE 3　ADLほぼ自立の利用者だが、入浴中に転倒・打撲

ADLがほぼ自立している利用者。
　訪問時見守りで入浴を実施。利用者が洗い場から浴槽へと移動の際、足元がふらつきバランスを崩す。あわてて支えようとしたが間に合わず転倒。利用者は腰部を打撲し、内出血あり。骨折には至っていなかった。

CASE 3について分析・考察してみよう

影響レベル		原因分析結果				
利用者身体的	スタッフ・ステーション	ヒューマンエラー			手順・ルール	医療機器・ケア用品	環境
		認知エラー	判断エラー	操作エラー			
4	C		○				○

考察

「ADLが自立しているから大丈夫」という油断、すなわち「判断エラー」が原因。入浴中は血圧の変動により、普段の生活できていたことができなくなることがある。普段の生活より転倒のリスクが高いことを心得ておこう。
　また、浴槽へ移動の際の手すりの有無や位置等の確認も、事前に行っておくことが必要である。

リスクマネジメントのポイント

● 一般的な日本家屋は段差が多く、転倒を招きやすい環境にあります。訪問時は転倒がなくても、訪問したら転倒していた、他のサービス中に転倒したと

いう状況も多々あります。日頃から、環境調整や身体のアセスメントに対する配慮が必要です。

- 頭部打撲の場合、硬膜下血腫（急性・慢性）を引き起こす可能性もあり、状況によっては早急に受診を行うことが必要です。また、受診をしない場合はどのような症状が出るのか（意識障害・頭痛・吐き気）など、具体的に本人、家族に説明します。翌日の状況確認も行います。

- 打撲による骨折等が疑われる場合は、主治医と相談の上、受診の段取りを行い、骨折の有無を確認するなど早期に誠実に対応を行うことが大切です。

column

転倒・打撲はスタッフにも

　体位交換、移動介助、入浴介助などの際に看護師自身が転倒・打撲することもあります。また、打撲までに至らなくても慢性的な腰痛に悩まされているスタッフも少なくありません。

　スタッフの腰痛は「看護師の職業病」ともいわれ、労災にも適応されています。その半面、きちんとしたケアテクニックを修得していれば、腰痛に悩まされることは少ないともいわれています。

　介助の基本を押さえておくことは、ケアを提供するだけでなく、利用者はもちろんですが、自身への事故を防ぐ手段でもあるのです。

12 皮膚損傷・熱傷

家庭ごとに異なるケア環境・器具、「大丈夫」は禁物！

「温かいお湯で入浴を」といった場合も、家庭ごとに給湯器や浴室の設備環境が異なるため、熱傷事故に至ることがあるのが在宅ケアです。1人ひとりの皮膚の状態への注意に加えて、環境・器具に対して「大丈夫」との思い込みが事故につながります。一瞬の油断から利用者の皮膚トラブルに至ってしまったことはありませんか。

CASE 1　四肢浮腫がある利用者への乾布清拭中、「痛い！」

四肢に浮腫のある利用者。
微熱があり、入浴中止したものの、発汗が見られたため、乾布タオルで清拭を行う。利用者と会話に夢中になり、手元を見ずに清拭をしていたら、利用者が「痛い！」と声を上げる。すぐに観察すると右前腕に表皮剥離が生じていた。

CASE 1について分析・考察してみよう

影響レベル		原因分析結果					
利用者身体的	スタッフ・ステーション	ヒューマンエラー			手順・ルール	医療機器・ケア用品	環境
		認知エラー	判断エラー	操作エラー			
3	B	○		○		○	

考察

話に夢中になってしまい、注意散漫による「操作エラー」と、「大丈夫」という思い込みによる「認知エラー」の2面がある。浮腫を伴う皮膚は脆弱で、清拭の際には細心の注意が必要。タオルの素材についても十分配慮しておくことが大切である。

CASE 2 入浴中の追い焚きで足背に熱傷

頸髄損傷により四肢神経障害の後遺症が残る利用者。

リフト浴実施中、利用者が寒さを訴えたので追い焚きを行った。足元より、熱い湯が出ることは知っており、途中、湯を混ぜるなどの配慮を行ってはいた。しかし入浴後、足背に発赤と水疱形成が見られた。熱傷によるものと思われた。

CASE 2について分析・考察してみよう

影響レベル	
利用者身体的	スタッフ・ステーション
3	B

原因分析結果						
ヒューマンエラー			手順・ルール	医療機器・ケア用品	環境	
認知エラー	判断エラー	操作エラー				
○			○			

考察

訴えがないから「大丈夫」と思い込み、十分に配慮しなかった「認知エラー」が大きい。四肢神経障害の利用者の入浴では、直接熱湯がからだに当たらないように常にお湯をかき回すなど最新の注意が大切だが、このケースではそうした基本的な配慮を怠っている。

利用者は、四肢の神経障害のため熱さを感じにくい感覚鈍麻があるのだから、事前にお湯の温度を調整しておくなどの「手順・ルール」を整備しておくことも必要である。

CASE 3 四肢麻痺利用者、湯たんぽが足に触れて熱感、一部水疱形成

頸髄損傷により四肢麻痺の利用者。

下肢に冷感があったため、60℃のお湯を入れた湯たんぽを、利用者の足から10cm離れたあたりに置いた。3時間後、訪問したヘルパーから「利用者の足先が湯たんぽに触れており、赤くなっている」と連絡が入る。訪問して確認すると、両第一指先端に熱傷と思われる熱感と一部水疱形成が見られた。

CASE 3について分析・考察してみよう

影響レベル	
利用者身体的	スタッフ・ステーション
3	B

原因分析結果						
ヒューマンエラー			手順・ルール	医療機器・ケア用品	環境
認知エラー	判断エラー	操作エラー			
◎				△	○

考察

　60℃の湯たんぽが、直接足に触れれば熱傷を引き起こす危険は誰でも周知している。設置当初は足元から離して置いたが、ギャッチアップ後、3時間が経過する間に、利用者のからだが下方にずれ、結果、直接足に接触してしまったと思われる。

　また、在宅では常に医療者(介護者)の目があるわけではない。「離して置いておけば大丈夫」と思い込んだ「認知エラー」が大きい。

　電子レンジで温め、高温にはならずに保温効果が持続する保温用具などもある。知覚障害のある利用者には物品の選定も大切である。

リスクマネジメントのポイント

● タオルの質、浴槽のつくりなど、家庭によって構造から物品まで異なる中でケアを行うのが在宅ケアです。基本を押さえ、同時に各家庭で工夫や応用をしながら安全にケアを行うことが求められます。

● 「大丈夫」との思い込みから事故に発展するケースは枚挙にいとまがありません。今一度、基本動作を振り返りましょう。

● 皮膚トラブルの大小にもよりますが、その後も訪問看護や皮膚科受診による継続処置が必要な場合もあります。1つひとつに誠実に対応していくことが、さらなるリスク(利用者との関係悪化、ステーションの評判低下など)を招かないためにも大切です。

13 ペット

利用者にとっては大切な家族の一員。対応を誤ると……

最近増えている事故に、ペットをめぐるトラブルがあります。利用者にとって、ペットは家族の大切な一員です。ペットをめぐる対応を誤ったために利用者との関係が悪化したり、スタッフが傷害を負うこともあります。

CASE 1 ケア中に飼い犬に足を噛まれ、ズボンに穴、浅い噛み傷

犬3匹、猫2匹を飼っている利用者。

訪問中はゲージに入れてもらう約束となっていたが、その日、犬1匹が入っていなかった。おとなしい犬だから大丈夫だろうと、そのままケアを開始したところ、犬に足を噛まれ、ズボンに穴が開き、浅い噛み傷を負った。

CASE 1 について分析・考察してみよう

影響レベル	
利用者身体的	スタッフ・ステーション
ー	C

原因分析結果						
ヒューマンエラー			手順・ルール	医療機器・ケア用品	環境
認知エラー	判断エラー	操作エラー			
	○				○

考察

訪問時、1匹だけ犬がゲージに入らなかった。訪問中はゲージに入れてもらうルールがあったにもかかわらずおとなしいから大丈夫だろうと考えた「判断エラー」。慣れている犬でも急に興奮することもあるので、約束どおり、訪問中は必ずゲージに入れてもらうことが大切である。

飼い犬の場合、狂犬病の予防接種を受けているかの確認なども予防対策として必要である。一方で、訪問時にペットに噛まれた場合、労災が適応されず、

飼い主側の責任ということがある。事後の対応について確認が必要である。

CASE 2 飼い猫に訪問カバンの中の聴診器を噛まれ、使用不能に

訪問中、いつも猫がウロウロしている。何にでも興味を示し、いたずらをするので、いつもは訪問カバンのファスナーをきちんと閉めている。しかし、その日、うっかりファスナーを閉め忘れた。排泄ケア中、猫がカバンの中の聴診器を噛んで使用不能となってしまった。

CASE 2について分析・考察してみよう

影響レベル	
利用者身体的	スタッフ・ステーション
—	C

原因分析結果						
ヒューマンエラー			手順・ルール	医療機器・ケア用品	環境
認知エラー	判断エラー	操作エラー			
○					○

考察

いつもは猫がいたずらしないように、カバンのファスナーを閉めていたが、「うっかり」との「認知エラー」が招いた事故。聴診器の破損というステーションに損害を与える看過できない事故である。

CASE 3 動物嫌いの看護師の対応に利用者から苦情

初回訪問時。事前情報がなく、たまたま動物嫌いの看護師が訪問したところ、犬が飼われていた。看護師が「怖い。犬が来ないようにしてください」と言ったところ、「こんなかわいい子犬を怖がるなんて信じられない。他の看護師に変えてください」と苦情が……。

CASE 3について分析・考察してみよう

影響レベル	
利用者身体的	スタッフ・ステーション
—	B

原因分析結果						
ヒューマンエラー			手順・ルール	医療機器・ケア用品	環境	
認知エラー	判断エラー	操作エラー			
	◎		○		○

考察

　事前情報を得ていなかったことが大きな原因。ペットが苦手なスタッフがいる場合、ステーションもその点を考慮して、事前にケアマネジャーなどからペットの情報も得ておき、「判断エラー」を起こさないようにしたい。

　看護師本人も、いくら嫌いだからといっても、飼い主（利用者）にとっては、ペットは家族の一員で、とても可愛い存在である。それを怖がり、追い払うような態度は、厳に慎まなければならない。一個人と利用者との信頼関係だけでなく、ステーションと利用者との関係にも影響を与えてしまう。

リスクマネジメントのポイント

- 在宅において、近年ペットは増える傾向にあります。そして、しつけのよいペットばかりでないのも事実です。しかし、訪問ではペットにも家族同様の対応を求められることもあります。家族の名前を覚えるように、ペットの名前も覚え、訪問時には声をかけるなどの"サービス"も必要です。

- 「いつもおとなしいから大丈夫だろう」と思っていると、思わぬ事故につながります。動物としては、遊んでほしくてじゃれてくることもあります。事故予防の姿勢が大切なので、利用者、家族・介護者と事前に協議しておくことが重要です。

14 破損・紛失

利用者宅のモノの活用は訪問看護の醍醐味だけれど……

「利用者宅にあるモノを最大活用して、利用者の必要にどう応えるかが訪問看護の醍醐味よ」などと、看護学生に伝えている訪問看護師もいるのではないかと思います。しかし、その利用者宅にあるものは、当たり前ですが、利用者のモノであり、本人の了解をとって使用します。もとより、それを壊してしまっては、最大活用どころか信頼関係を失うことになりかねません。

CASE 1　清拭後の更衣のときに利用者のパジャマを破いてしまった

訪問時、発熱後のせいか発汗が多かったため、臨時で清拭を行うことにした。清拭後、本人希望でご主人からのプレゼントのパジャマに着替えることになったが、プレゼントされたときより体格がふくよかになっており、可動域も狭かった。体位交換しながら更衣をしていたとき、パジャマをひっぱったら破れてしまった。

CASE 1について分析・考察してみよう

影響レベル	
利用者身体的	スタッフ・ステーション
1	B

原因分析結果					
ヒューマンエラー			手順・ルール	医療機器・ケア用品	環境
認知エラー	判断エラー	操作エラー			
	○	○			

考察

更衣テクニックの熟達度の未熟さもあるが、本人希望とはいえ、利用者の状況とパジャマのサイズを確認しなかったという「判断エラー」もある。いずれにせよ、サイズを確認しなかったことが大きい。

臨時でいつもと違う動きを伴うケアを行う際は、特に注意が必要である。

想い出が詰まったものは、弁償しても取り返しがつかないこともある。それゆえ感情的にもなる。利用者宅にあるモノを使用するときには、利用者・家族がどんな思いをその「モノ」に持っているかを知っておくことも必要。

CASE 2 訪問先で施錠を忘れ、ステーションの自転車が盗難

駅前立地の利用者宅に電動自転車で臨時訪問。急いでいて、規定では利用者宅の門の内側に駐輪することになっていたが、利用者宅に横付けするように駐輪した。訪問終了後、駐輪場所に戻ってみたが、電動自転車はどこを探してもなかった。そのとき鍵をかけていなかったことに気づく。盗難届けを提出した。

CASE 2について分析・考察してみよう

影響レベル	
利用者身体的	スタッフ・ステーション
ー	C

原因分析結果						
ヒューマンエラー			手順・ルール	医療機器・ケア用品	環境
認知エラー	判断エラー	操作エラー			
	○		○		

考察

利用者宅の門の内側に駐輪することは「暗黙の了解事項」で、明文化はされていなかった。また、このケースは利用者宅が駅前だったこともポイント。駅前は一般に盗難に遭いやすい。盗難以外にも、駅前は駐輪禁止区域が多く撤去される可能性もある。

自転車の鍵のかけ忘れという「判断エラー」をカバーするためには、置き場所についてきちんとルール化して徹底することが必要である。

移動手段である自転車が盗難に遭ってしまった場合、次の訪問先に約束の時間までにたどりつけないこともあり、訪問調整が必要となる。

また、失った自転車について防犯登録がされていれば戻ってくる可能性はあるが、戻ってこなければ、自転車を1台紛失した上に新たに購入しなければならず（特にこのケースは高額な電動自転車であったので）、ステーションにとってはなかなか痛い損失である。

リスクマネジメントのポイント

- 利用者宅での臨時ケアが発生しても対応できるように、あらかじめ、居室の見取り図に、物品や場所について明記しておき、手順書作成の際、利用者またはその家族に使用の許可をとっておくとよいでしょう。例えば、タオルや下着のある場所、ごみの処理方法や水道・お湯の使用許可など。

- 契約の訪問時に、駐輪（駐車）場所の確認をとっておくとよいでしょう。また、その場所について、臨時（夜間）訪問しても、誰が見てもわかるように手順書等に明記し、必ず置くように徹底することが大切です。

- 自転車だけでなく、物品を紛失した場合、その補充がすぐに可能なのか、日常的な備品の数量管理や品質管理（すぐに使用できる状態か）が大切です。例えば、血圧計をどこかで紛失してしまった場合、次の訪問で使用しなければならないが、ステーションにいくつあって、使用できる状態なのかどうかなど。

- ケアに伴い、利用者宅の高価なモノを破損した場合は、賠償責任保険等（146ページcolumn参照）を使って対応することも1つの方法でしょう。

15 事務的作業・連絡

地域連携が進む一方で増えてきた

2000年の介護保険制度開始以降、連携し合うサービス事業所が増え、事務的な作業がそれ以前に比べて増えました。電話やファクスなど相手の顔もわからない状況で連絡することも多く、お互いの思い込みで「言った」「言わない」などのトラブルが生じています。

CASE 1　利用者のショートステイ中に訪問

「急にショートステイが入った」とケアマネジャーから電話で連絡を受けていたが、スケジュール表に記載されていなかった。

ショートステイが入ったことを忘れ、従前の予定どおり訪問。鍵を預かっているケースで、その鍵を使って家に入ったところ、家族が浴室から出てきたところと鉢合わせ、気まずい雰囲気に……。

CASE 1について分析・考察してみよう

影響レベル		原因分析結果					
利用者身体的	スタッフ・ステーション	ヒューマンエラー			手順・ルール	医療機器・ケア用品	環境
		認知エラー	判断エラー	操作エラー			
—	B	○			○		

考察

スケジュールの修正し忘れと、修正間違いなどがないかスケジュールを最終確認するという「手順・ルール」が徹底されていなかったことが原因。利用者の身体的な影響レベルはないが、家族に多大な迷惑をかけることとなったケース。「不法侵入」と言われても仕方がない状況である。

在宅は生活の場。利用者が入院やショートステイで家を離れるだけで、家族の生活サイクルも変わる。利用者不在時に訪問することは契約外の行為となる。家族も浴室から出てきたところに、訪問看護師が来るとは思ってもみなかっただろう。

　「鍵を預かる」ということは、利用者・家族のステーションに対する信用の上に成り立っている。理由はどうあれ目的外の使用は信用を落とし、クレームに結びつく可能性もあり、十分な注意が必要。

　ケアマネジャーからの「電話連絡」内容を、スケジュールに落とし忘れたことで、このようなことが起こることもある。

CASE 2　医療保険の本人負担割合を間違えて請求

　3年前からの利用者。開始当初は介護保険利用者だった。1年前より末期がんの診断がつき、医療保険の訪問に切り替わったが、医療保険情報をその時点で再確認せず、3年前の情報のまま請求を行ったところ、実際には自己負担額が3割から1割に変更になっていた。返戻で確認され、多く請求した分を返金することになった。

CASE 2について分析・考察してみよう

影響レベル	
利用者身体的	スタッフ・ステーション
ー	B

原因分析結果					
ヒューマンエラー			手順・ルール	医療機器・ケア用品	環境
認知エラー	判断エラー	操作エラー			
○			○		

考察

　医療保険情報の確認は1カ月ごとに行うことが基本である。その再確認をしなかったことによる「認知エラー」と、介護保険から医療保険に切り替わったときの事務的な「手順・ルール」が確立されていなかったことが原因。利用者に直接的な身体的影響はないが、金銭がかかわるエラーは、信頼関係への影響が避けられない。

　訪問看護の利用料の請求は、とても複雑である。医療保険・介護保険だけ

でなく、公費負担の取り扱いも自治体で異なる。自費契約者などの場合はステーションによって違うだろう。「保険情報は、変更したらお知らせください」と契約時に伝えても、こちらから声かけをしなければ、何年も経過してしまったあとでは、契約のときに話したことなど覚えていることは難しい。

　病院や診療所のように、受診のたびにということはできないにしても、定期的にステーションから発信し、確認していくことは必要である。

リスクマネジメントのポイント

- 急なスケジュール変更は、電話で連絡をしたり、受けたりすることが多いです。個人のエラーとするのではなく、変更に対して、記録に残し、第三者が確認できる「手順・ルール」が必要です。
「手順・ルール」はスタッフ全員が理解し、実行が確実なものでなければ意味がありません。事故は、その「手順・ルール」に問題がなかったか見直しをする絶好のチャンスでもあります。

- 利用料の請求を間違うことで、金銭トラブルとなることも珍しくありません。在宅は生活の場で、お金の問題はとても感情的になることも多くあります。ステーションに対する不信の芽生え・増長、クレームとなる可能性もあるので慎重な対応が求められます。

- 事務的作業・連絡への対処は担当看護師の責任だけでは限界があります。未認知・未確認に気づける「手順・ルール」が必要です。

- 「急いでいるときこそ落ち着いて記録しよう」などと標語を掲げ、あまりにも多いインシデントへの意識喚起を行っているステーションもあるそうです。

16 忘れ物

忘れ物まで「事故」扱いしていたらキリがない?!

皆さんの職場では、忘れ物について「レポート」としてどのくらい上がってくるでしょうか? 「忘れ物まで書いていたら、キリがない」との声も聞こえてきますが、皆さんの職場ではどう考えますか?

CASE 1　利用者のベッドの上に、はさみを置き忘れた

CVライン交換と挿入部の消毒を実施した際、自分のはさみを使用した。次に訪問したヘルパースタッフから、「布団から、はさみが出てきた」との連絡。利用者にけがはなかったが、「びっくりされていた」と報告された。後日、利用者・家族に謝罪。ヘルパーにもひと声かけた。

CASE 1について分析・考察してみよう

影響レベル	
利用者身体的	スタッフ・ステーション
2	B

原因分析結果						
ヒューマンエラー			手順・ルール	医療機器・ケア用品	環境
認知エラー	判断エラー	操作エラー			
○			○		

考察

ケアの後、利用者のベッドまわりを整える際に使用したものが回収されているかの確認を怠った。その結果、はさみをバッグに戻すことを忘れ、放置したまま退室する結果となった。

忘れ物の種類や忘れた場所によっては、利用者に直接身体的な影響を及ぼすこともある。実際に、ケア中に使用したはさみや、点滴・注射時に取りはずしたキャップや針がベッド内に残っていたことで、利用者・家族または次

に訪問したサービス事業所のスタッフに身体的影響を与えた事例の報告がある。例えば、静脈留置針が、やっと入ったとホッとして、内筒を抜いたままベッドに置き忘れたなど、びっくりさせただけではすまない。

このようなことが起こらないように、あるステーションでは、点滴等のケア用かご(病院で注射等を持ち運ぶバットのようなもの)を利用し、使用物品をひとまとめにしてからケアを開始し、終了時確認をするようにしている。使用物品の有無が一目でわかり、あちこちに置かずに、1つの場所から出し入れする作業環境を整える方法である。

CASE 2　A利用者宅に、B利用者の訪問看護計画書を置き忘れ

A利用者宅訪問時、月1回、訪問看護計画についての確認同意をもらう。その際、次に訪問するB利用者の計画書をクリアファイルに入れたものを、A利用者宅に置き忘れてしまった。

B利用者宅に訪問した際、A利用者宅に忘れてきたことに気づく。A利用者宅にとりに戻り、その後、両者に謝罪した。

CASE 2について分析・考察してみよう

影響レベル	
利用者身体的	スタッフ・ステーション
—	B

原因分析結果						
ヒューマンエラー			手順・ルール	医療機器・ケア用品	環境	
認知エラー	判断エラー	操作エラー				
◎						

考察

A利用者に同意をもらう際、B利用者の計画書も一緒にカバンから取り出したことは認識していたが、カバンにしまったかどうかの確認を怠った。

訪問看護計画書には何が書いてあるのか？　訪問看護ステーションによってそれぞれ違いはあるが、名前や住所のみならず病名も書いてあるかもしれない。その意味では、個人情報漏洩の重大案件に発展する可能性もある。訪問看護計画書だけでなく、医師からの指示書など、個人を特定できる書類を持ち歩いている認識を強く持たなければならない。「Bさんも訪問看護師さ

んが行ってるなんて、具合悪いの？」といった話にもなりかねない。

　よくレポートに上がってくる忘れ物に、血圧計・体温計・パルスオキシメーター・入浴用エプロンがある。これらは果たしてたいしたことのない忘れ物なのか？　ステーションに忘れても、利用者宅に忘れても、それをとりに戻らなくてはならず、時間的ロスが生じる。

　またそれを忘れたことにより、訪問看護サービスが提供できなくなる可能性もある。利用者宅に忘れ物をすると、電話連絡をするなど、利用者・家族の手を煩わせて心配をかけることにもなる。

リスクマネジメントのポイント

- ケアの後、退出する前に必ず忘れ物がないか確認することを習慣づけよう。忘れたらどんな可能性があるかということを認識しておく必要もあります。

- 持ち歩くものは、できるだけ必要最小限にします。バッグの中に何が入っているか、どこに何が入っているか、定期的にバッグの中の整理整頓をしましょう。

- 忘れ物対策は、日頃からの５Ｓ（整理・整頓・清掃・清潔・躾）の徹底が大切です。

- 個人情報の入った書類の取り扱いについて、ステーションでルールを決めることが望ましいでしょう。

17 携帯電話・スマートフォン

壊したときを想定し、連絡先を"メモ"しておく

携帯電話やスマートフォンは今や、訪問看護業務においても欠かせないツールとなっています。一方で、さまざまなタイプがあり、取り扱い説明書を読んで、その機能を理解しようと思ってもなかなか使いこなすまでには至りません。また、サイズが小さいものも多く、落としやすく壊れやすい精密機器です。故障したときに対応してくれる連絡先を把握・メモしておくことが大切です。

CASE 1　入浴介助時に携帯電話を浴槽に落とした

利用者宅で入浴介助。24時間緊急の携帯当番だったので、首から下げて胸ポケットに入れて入浴介助に当たった。

利用者を浴槽に入れるため、支えようと前かがみになったとき、ポケットからすべり出て浴槽の中に。急いで拾い上げたが起動しなくなってしまった。所長に連絡し、緊急連絡の転送先の変更をしてもらった。

CASE 1 について分析・考察してみよう

影響レベル || 原因分析結果						
利用者身体的	スタッフ・ステーション	ヒューマンエラー			手順・ルール	医療機器・ケア用品	環境
^^	^^	認知エラー	判断エラー	操作エラー	^^	^^	^^
—	C		◎	○			△

考察

入浴時に胸ポケットに入れたまま介助した「判断エラー」、介助の方法が落としてしまう体勢になっていた「操作エラー」、浴室が狭くて前かがみするしかない「環境」が原因として挙げられる。

携帯電話やスマホによっては、防水機能が備わっており、入浴介助くらいでは故障することがない可能性のものもある。しかし、水没に限らず、落としたりして携帯電話が故障してしまうことは、利用者からの緊急電話連絡がつながらなくなるという点で影響ははかりしれない。

　したがって、こうしたトラブルは起こるものと考えることも対策には必要になる。例えば緊急連絡先を2カ所として、「こちらがかからなければ、こちらに連絡ください」など、利用者・家族にオリエンテーションすることも必要である。

　災害時には電波が届かなくなるときもある。ステーションとして緊急対応をどうしていくか、決まっているだろうか。

CASE 2 緊急電話の転送設定を忘れる

日曜勤務のこと。前日の携帯当番から申し送りを受けた後、自分の携帯に緊急電話の転送をし忘れたまま業務を開始。訪問中、前日の携帯当番から「私の携帯に緊急電話がかかってきた」と連絡があり、転送し忘れたことに気がついた。

CASE 2について分析・考察してみよう

影響レベル		原因分析結果					
利用者身体的	スタッフ・ステーション	ヒューマンエラー			手順・ルール	医療機器・ケア用品	環境
		認知エラー	判断エラー	操作エラー			
ー	B	○			○		

考察

　自分の携帯電話への転送設定をしないまま訪問するに至った背景にあるのは、自分が携帯当番であること、その役割について認識していなかった「認知エラー」の要素が大きいと思われる。

　転送忘れ、解除忘れ、電源入れ忘れ、持っていく(携行する)のを忘れた、充電しておくのを忘れたなど、人間だから忘れてしまうこともあるだろう。当番の人にその操作をすべて任せてしまうのではなく、確認作業に第三者が関与できるような取り決めをするとよい。

例えばこのケースの場合は「申し送りの方法の工夫」がある。時間をおいて、前任者から転送確認も含めて緊急電話に連絡を入れて行うようにすれば、転送の確認が自動的にできる仕組みとなる。

特に休日出勤は1人のことが多いだろうし、通常業務とは違った動きになるのでエラーが起きやすい。「休日業務の流れ」など、客観的に確認できるチェックリストや手順書を活用することも、エラーを未然に防ぐ助けになるだろう。

リスクマネジメントのポイント

- 携帯電話やスマホのトラブルは、週末や夜間に起こる可能性もあります。2カ所と言わず、主治医の連絡先も含めて、連絡ができなかった場合の連絡先として複数を利用者・家族に文書で知らせておくと安心です。

- 地震や落雷等の災害により、通信機能が絶たれてしまった場合には、緊急連絡ができないことでトラブルに見舞われそうな利用者（訪問予定になっている利用者・医療機器を装着している利用者・独居の利用者・認知症など精神的不安が増大する利用者・高齢者世帯等）の情報を、携帯当番およびステーション所長が把握をしておき、安否確認などができる工夫が必要です。

- 一方で、大災害時には緊急対応ができない可能性があることを、契約時に前もって利用者に説明し、同意を得ている訪問看護ステーションもあります（契約の重要事項に記載している）。

- いずれにしても、単に「携帯電話の故障だから仕方がない」という問題ではありません。利用者からの緊急連絡先が絶たれてしまう状況に対して、スタッフ全員がその対応方法を共有し、対応できることが必要です。

column

疥癬、結核——報告例はまれだけれど

「訪問担当者が疥癬を運んでしまった」
「利用者家族（介護者）が疥癬に感染」
「訪問担当者自身が疥癬に感染」

　最近では、疥癬の報告事例はあまり聞かれないようですが、疥癬はひとたび発生すると被害が拡大するやっかいな感染症です。とはいえ、決して怖い病気ではありません。適切に処置をすれば必ず完治します。

　しかし、なぜリスクと捉えなければならないのか。それは罹患がわかった時点できちんと対応をしないと、「２次感染」の被害が拡大するためです。感染は、①他の利用者、②利用者家族（介護者）、③訪問担当者に及ぶケースがあることを認識しておかなくてはなりません。

　疑わしいケースが認められたら、訪問の順番を変えて、その利用者を最後にするなど、「すぐに」対策を打つことが必要です。対策を怠ったために、複数の感染が発生した事例や、感染ルートが明らかではなくても、家族から「訪問担当者が運んできたのでは」と言われ、結局、何も言えずにステーションで治療費等の負担をした事例もあります。

　また最近、訪問担当者が結核に罹患していたという報告がありました。こちらもまれなケースですが、ひとたび起きると「２次感染」の拡大、それも場合によっては深刻な事態が懸念されます。利用者の保菌情報を入手するのは、現実には難しいですが、少なくともスタッフについては保菌の可能性を含めた情報の収集をし、予防接種を行うことで訪問担当者自身が感染という状況は避けられるはずです。利用者あるいは家族（介護者）についても、「咳が続く。かぜにしてはちょっと違うな」などと、おかしいと感じることがあったら、上司に報告することが大切であると、徹底しておく必要があります。

　在宅での感染症はあっという間に広がることが懸念される半面、「すぐに」「すみやかに」対応すれば、利用者もスタッフも守ることができます。

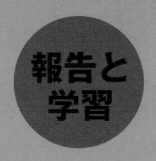

リスクマネジメントを浸透させるために

レポートを書こう

レポートをめぐる現状、残念ながら……

　総論で、その大切さ、有用性についてたびたび触れたインシデントレポートですが、ところで皆さんのステーションでは、レポートは書かれているでしょうか。

　「あまり書かれていない」「うちはほとんど……」というステーションが残念ながら少なくないと思います。でも、レポートは書かなくてはなりません。書かなければリスクマネジメントは始まりません。書いたほうがいろいろな意味で、あとあとのことを考えればいいに決まっています。それでも……、という場合は、なぜレポートが書かれないのか、書くことが浸透しないのか、その原因をまずは明らかにしてみましょう。その上で、レポートを書くことの一歩を踏み出していきましょう。まずは、原因の探索です。

①インシデントレポートは始末書というイメージが根強い

　レポートを書く必要性はわかっていても「責任や反省を求められるのではないか」との思いが、未だ根強く残っているスタッフがいます。また、「レポートの枚数が多いと、みんなに仕事ができない人と思われてしまうのではないか」と危惧するスタッフもいます。結果、事故には至らなかった「ヒヤリハット」については報告されないことが多くあります。

②業務量が増えてしまうのが嫌だ、面倒だ

　インシデントレポート以外にも、日々、書かなければいけない書類は多くあります。書くことが増えれば、それだけ業務量が増えて負担が増えると言われればそうかもしれません。現場は、ただでさえ忙しく、レポートを書くべきと思ってはいても、「残業したくない……」とか「後でもいいか」と、おろそかになりがちな環境にあります。

③そもそもインシデントを認識していない

「そもそも論」になってしまうのですが、「ヒヤリハット」した事柄、ときには事故でさえも、「起こったことに気づいていない」ことが実際には少なくありません。特に訪問看護では、1人で行動することが多く、本人が意識しなければ、インシデントは意識化されず、たちまち風化してしまいます。

レポートを書く目的

さて、こうしてレポートが書かれない原因をあらためて見ると、気づくことがあると思いませんか。それは、「"書くこと"を目的にしてしまっている」ということです。そのため「書かされている」という感覚が強く、面倒だと思ってしまう。そういう面がとても大きいのではないでしょうか。そこで、もう1度「インシデントレポートを書く」目的を確認してみましょう。

①文字にすることでインシデントを客観的に捉えられる

事故に至ってしまった場合、当事者は大変落ち込みます。もちろん周囲の支えは非常に重要ですが、一方で「インシデントレポートを書く」という作業が自分の行動や心理を整理することにつながります。事故に対する悶々とした思いや、「忘れよう」「否定したい」という気持ちを改め、「起きたことを客観的に捉えよう」という意識を喚起して行動に移します。ヒヤリハットであれば、なおさらこのプロセスが有効に働き、重大事故を起こさない、たとえ起きたとしても対応ができる、真のプロフェッショナル誕生に結びつくのです。

インシデントレポートは、日々の仕事を深めてくれるツールなのです。

②レポートにすることでスタッフと共有でき、業務の改善に役立てられる

今朝、ステーションでスタッフと話をしたことを覚えているでしょうか。口頭での伝聞は、すぐに風化してしまいます。でも、レポートという形にすると、その情報はいつでも正確に共有することができます。

先に分析をしたように、インシデント事例は、個人だけの問題ではなく組織・環境など周辺のさまざまな要因が複合して起こっていることが多いのです。そこで、同じことを繰り返さない、業務の改善のために情報を正しく共有することが必要であり、インシデントレポートは、役立つ大切な情報源なのです。

レポートの書き方

　以上から、レポートを書くことを浸透させるためには、次の2つが大きなポイントになることが見えてきました。
①できるだけ簡単に書けるもの、環境を工夫する
②その目的、改善のための"気づきの発見レポート"という感覚を強く出す
　例えば、「インシデントレポートを書く時間は業務時間内ですか？」という質問も受けます。ステーションとしてのルールを決めておくことも、環境の工夫の1つです（業務外で行っているステーションもあります）。
　そうしたことも踏まえて、レポートの書き方を、私たちが考案したインシデントレポートのフォーマット例とともに紹介します。本書で提案した、インシデントの「影響レベル」分析や「誘因・原因」分析もできるようになっているものです。表面・裏面から成る1枚完結型です（113、114ページ）。
　以下のことをポイントに、レポートを書く第一歩を踏み出しましょう。

●「書く」「提出する」ための"表面"部分は、次の①～④の要領で記入
①できるだけ早く書く
　　ヒヤリハットしたら、できるだけその日のうちに起きたことをレポートに書くようにします。
②レポートにタイトルをつける
　　どんな事故なのかがイメージできるように、タイトルをつけます。
③経過と対応を書く
　　あとの対策に活かす上で重要なのは、「何があって」「どう対応したか」「（結果、そのインシデントは）どう収束したのか」です。そのポイントを押さえてあれば、レポートの書く分量も書き方も自由です。
④影響レベルの判断、原因を分析する
　　指標を目安に直観的判断でかまわないので書いておきます。事後対応に活かすためです。

　レポートは、表面で完結するもので十分です。その後の経過や今後の対策については当事者1人で考えるのではなく、ステーションのみんなで話し合います。そのための活用スペースとして"裏面"を設定しました。

インシデントレポート

[表面]

タイトル	
	☐ ヒヤリハット　　☐ 事故　　※どちらかにチェックを入れること
所属名 報告者氏名	報告日　　年　　月　　日
事故の種類	1. 医療事故　　2. ケア事故　　3. 交通事故　　4. 盗難・紛失・破損 5. 事務的作業ミス　　6. その他（　　　　　　　　　　　　　　　）
被害者属性	1. 利用者　　2. 家族・第三者　　3. スタッフ・ステーション　　4. その他（　　）
被害者氏名	男・女　　連絡先
発生日時 場　　所	年　　月　　日（　　）　　場所：

影響レベル ※ヒヤリハットの報告ではチェック不要	利用者身体的	スタッフ・ステーション
	☐ 1：影響なし ☐ 2：要経過観察 ☐ 3：影響・不快あり ☐ 4：重大な影響あり	☐ A：影響なし ☐ B：軽微な実害あり ☐ C：中等度の実害あり ☐ D：重大な実害あり

原因分析 結　果	ヒューマンエラー		
	認知エラー	判断エラー	操作エラー
	☐ 勘違い ☐ その他	☐ 知識不足 ☐ 誤解 ☐ その他	☐ 技術不足 ☐ その他
	手順・ルール	医療機器・ケア用品	環境
	☐ 手順・ルールなし ☐ その他	☐ 備品がない ☐ 適当なものでない ☐ その他	☐ 作業環境の悪さ ☐ 時間がない ☐ その他

発生時の 状況・対応	
報告受理	年　　月　　日　　　　　管理印

インシデントレポート

[裏面]

タイトル	
評価・カンファレンス	年　　月　　日（　） 　担当者
その後の経過	
今後の対策	
評価予定日	年　月　日　　評価日　　　年　月　日
対策の評価	①実行できたかどうか　　□できた　□できない ②対策は有効であったか　□有効　□改善すべき点あり 改善策

インシデントレポートを活かそう

どのように活用したら……

「インシデントレポートは提出されるが、積み重ねられたままで活かされていない。どのように活用したらよいでしょうか……」という質問もよく受けます。

そこでレポート活用のポイントを、114ページのインシデントレポート例の裏面の書き方と併せて紹介します。

●「評価」「学び」のための"裏面"部分は、次の①〜②を意識して記入

<u>①ステーションみんなが「何が学べるか」の共通認識で</u>

提出されたインシデントレポートは、個人のものではなく、ある意味でステーションの財産です。反省を促す始末書的なものではなく、「何が学べるか」という貴重な情報源として、ステーションのみんなが認識することから活用は始まります。

ですから、インシデント後の経過や今後の対策は、当事者1人で考えるのではなく、ステーションのみんなで話し合います。そのことをレポートの裏面に書き込むようにします。裏面にも、まずタイトルをつけます。表面と同じタイトルでかまいません。タイトルをつけることで、「何が学べるか」という学びのポイントをステーションみんなで共有するのに役立ちます。表面のものを書き写してもかまわないでしょう。

また、すべてのインシデントを活かそうするのは、賢いやり方ではありません。「影響レベルが3以上のものを、翌日の朝のミーティングで話し合う」など、討議の時期、どのレベルのインシデントを討議するかを、あらかじめステーション内で決めておくと、より実のある学びとなります。

<u>②マニュアルや手順書に活かそう</u>

書いたことを話し合ったら、それが現場に活かされなければなりませ

ん。作業マニュアルや手順書に落とし込むことが必要です。それを確実にするためには、後日に「評価日」を設定して、話し合ったことを踏まえてマニュアルや手順書が改善されているか、さらに実際の業務に反映されているかの「評価」をします。

　それらを書き込む部分を、レポート裏面の下のほうに設定してあります。これで基本的なレポートの活用は完了です。

●インシデントレポートの活用法
①ステーションのインシデントの傾向を知り、業務見直しに活かそう

　あるステーションで、積み上げられたレポートを単純に数値化してみたところ、1年間の報告内容で最も多かったインシデントが「内服薬セットミス」であることが見えました。そのことについてミーティングで話し合った結果、「新入職員に内服薬セットミスが多い」ことがわかりました。さらに話し合いを深めると、「内服中の薬の明記が統一されていない」ことが背景にあることがわかり、「内服内容がわかる書式を作成しよう」となりました。インシデント報告から業務改善につながったケースです。

　このように、積み上げられたレポートは、単純に数値化するだけのちょっとした活用でも、業務の大いなる改善につながります。

②他の訪問看護ステーションなどの事業所や他職種とも共有しよう

　例えば、インシデントの原因分析を行うには、それなりの知識や感性が必要です。そのための知識獲得・技術の研鑽はもちろんですが、小規模なステーションでは、そこだけで解決をはかるのにはやはり限界があることは否めません。そこで、地域の他ステーションや訪問介護など他職種の事業所とインシデントを共有し、情報交換を行うことで、新たな原因や対策の視点が培われる可能性があります。難しいかもしれませんが、チャレンジする気持ちは大切だと思います。

　介護保険法では、事故発生時には市区町村の介護保険課等への報告義務があります。その際、各市区町村別の様式はあるものの必ずレポート提出が求められます。地域全体でリスクマネジメントに取り組むことは、その地域のサービス全般の向上につながります。訪問看護ステーションがそのけん引役を担う気概が必要だと思います。

学び合いをしよう

　ここまでは「レポートを書く」ことを浸透させるためのポイントを述べてきました。レポートを書くことも含め、その根底には、ステーションの管理者だけでなくスタッフ全員が、リスクやリスクマネジメントに対する意識を持つことが必要です。そこで、次にその意識を喚起する方法を示します。

　大きな学習会を開催することは難しくても、最初の手がかりとなるような知識を得ることで、ステーション内のリスクマネジメントへの意識を高めることができます。

　事務所単位でできる、学びの**「危険予知トレーニング」（KYT）**をご紹介します。ぜひ皆さんのステーションでも試してみてください。

危険予知トレーニング（KYT）でリスク感性を磨こう

　KYTとは、産業界で開発され、この数年、医療現場でも広く活用されるようになったものです。医療現場に潜むさまざまな危険に気づき、察知する能力を養うための訓練法の1つです。

　その方法は難しくなく、イラストを見ながら、その中で起こり得るリスクを考え、みんなで議論をすることを通して、リスクに気づく視点を強化していくというものです。

　ここでは、訪問看護ステーションのための学習と実践を結びつけたKYTの方法を紹介します。訪問看護師に求められるKY（危険予知）は、訪問中（利用者の側にいるとき）に起こり得ることだけでなく、利用者宅を出た後、さらには次の訪問先への移動中に起こり得ることも考える必要がある点です。ですから、訪問看護師のKYの訓練は、個人で行うよりも、数名で意見を出し合うほうが効果的です。自分が見逃しやすい点に気づくことができるし、他の看護師の観察ポイントから学ぶことができるからです。

　では、さっそく始めてみましょう。

KYTの進め方

①イラストを見ながら意見を出し合う

　まず、イラストを見ながら、「この状況で起こり得ること」「(絵の中では見えないけれども) 起こっているかもしれないこと」について意見を出し合います。看護師がその場にいる想定だけでなく、看護師がいない場合についても考え、意見を述べてください。意見は、「〜なので」(要因)、「〜して」(行動)、「〜になる」(現象) という形で述べ、出された意見を下記のような表に書き留めていくとよいでしょう。

イラストについて出された意見 (用紙例)　　　　※記入例は120ページ

要因 (〜なので)	行動 (〜して)	現象 (〜になる)

②リスクの中で重要なものを考える

　次に、発見したリスク要因のうち、重要だと思うもの、特に重要だと思うものを話し合い選びます。発生する確率が低い事故 (現象) 内容でも、起こった場合の事態が深刻であれば、その要因の重要度は高いと考えます。

③予防のための対策を考える

　せっかくみんなで話し合ったので、もう一歩進めて、重要だと考えた要因が、事故につながらないようにするための予防対策を考えておくと、実践に役立つ、とても充実したKYTになります。

KYTをやってみよう

　例1は、KYTの実際例です。出された意見、話し合ったことを、次ページに例示しました。同じ状況を見ながら話し合いをすることで、お互いに気がつくこと、気がつかないこと、気がついていても重要とみなすかどうか、対策をどのように考えるかという点で異なっていることがわかるでしょう。そこから情報共有の重要性や、完璧な看護師はいないからこそフォローし合うことが大切であると再認識することなどにつながります。そして具体的な対策を検討することで、マニュアルや手順書などに活かすことができます。

　イラストは、本書ではさらに例2、例3も示しました。例1も含めて、あらためて、皆さんのステーションでKYTをやってみてください。

【例1】下記のイラストを見て、起こり得る危険、起こっているかもしれない危険について、意見を出し合ってみよう。

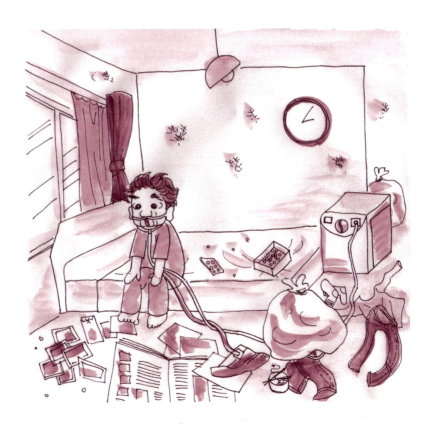

【例1】のKYT結果

①イラスト1について出された意見

要因（〜なので）	行動（〜して）	現象（〜になる）
ベッド柵がないので	マットレスに手をついて立とうとして	転んでしまう
ウロバッグが床の上に置かれているので	本人が歩こうとして	膀胱留置カテーテルが引っ張られて抜けてしまう
床の上に洗濯物が散らかっているので	本人が歩こうとしてひっかかって	転んでしまう
酸素のチューブの上にゴミがあるので	チューブが折れたり、圧迫されたりして	必要な酸素を吸入できない

②重要なリスクとして認識されたこと
・ベッド柵がなく、転倒の危険が高い。
・膀胱留置カテーテルの抜去の危険性。

③導き出されたリスク予防対策
・本人の立ち上がりの動作を確認し、ベッドのアームバーの導入を考える。
・ウロバッグを本人が持ち運びやすいようにベッドにかける方法を工夫する。
・クリップで、バルンの管の途中を洋服に固定する。
・室内環境の整備、洗濯物や酸素濃縮装置の場所や置き方を整理する。

【例2】

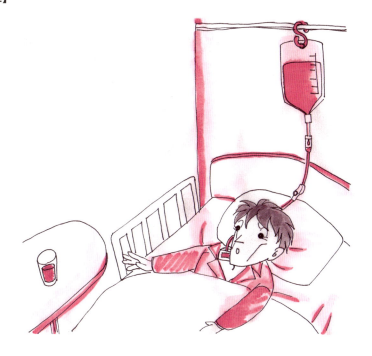

【例3】

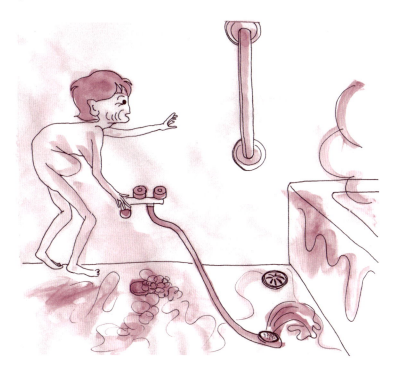

121

column

医療安全のキホンを知るための情報を
ネットと書籍で学ぶ

　在宅・施設など"生活の場"におけるリスクマネジメントは、病院などの医療機関とまったく同様には考えられないところがあります。しかし、「医療安全」「リスクマネジメント」については医療機関の場で調査・研究などがはるかに進んでおり、ネットや書籍でも多くの情報を得ることができます。

　本書では、現場の訪問看護師が"実際にあったケース"をもとに「在宅ケアにおけるリスクマネジメント」を整理しましたが、その根本となる考え方を一度はしっかり学んでおくことは大切なことといえるでしょう。

　ここでは、「医療安全」「リスクマネジメント」についての知識を学べる公的なホームページの情報等を少し紹介します。日々のリスクマネジメントを考えるときの参考にしてください。

〈ネット〉公益社団法人日本看護協会「医療安全情報」
https://www.nurse.or.jp/nursing/practice/anzen/

　日本看護協会看護開発部看護業務・医療安全課からの情報が掲載。「医療看護安全情報」「心電図モニタの安全使用」「医療事故調査制度」等の情報が得られる。

〈ネット〉厚生労働省「医療安全対策」
http://www.mhlw.go.jp/stf/seisakunitsuite/bunya/kenkou_iryou/iryou/i-anzen/

　「医療安全」についての最新の情報のほか、医療安全対策の経緯、ヒヤリハット事例などが参照できる。「医療安全支援センター」へのリンクもある。

〈書籍〉『事故事例から学ぶ　訪問看護の安全対策　第2版』
　一般社団法人 全国訪問看護事業協会編
　日本看護協会出版会／B5判／228ページ／2400円＋税

　訪問看護の現場で発生する事故を"事例"を詳しく分析することで整理し、事故防止・事故対応のポイントをわかりやすくまとめている。

(2016.9.9現在)

実践の
キー

"生活の場"でのリスクマネジメント

「生活の質・人生の質」と「リスクマネジメント」をあらためて考え直そう

　ここまで私たちは、「事故を起こさないようにする・最小限にする」を至上命令として、リスクマネジメントについて考え、マニュアルづくりに、実践に取り組んできました。しかし、「それだけでいいのだろうか？」という疑問が、いつとはなしに湧き上がってきたのです。

　「事故って何だっけ？」と考え直す機会が増え、話し合う中で、ある意味で、リスクや事故を覚悟した上で利用者ご本人のやりたいこと、自己実現を果たそうとすることは、とても大切にしなければいけないのではないだろうか。そんな思いに駆られるようになりました。この気持ちは、日々利用者と向き合っている皆さんなら、きっとわかる、同じように感じていることではないかと思います。

　私たちは、地域で暮らす方の"支援者"です。"ケア"というサポートで支える……。だから私たちは、利用者の生きることに対して、覚悟して、勇気を出して、応援しなければならないのではないではないだろうか、と考えるようになりました。

　そこであらためて、「生活の質・人生の質」と「リスクマネジメント」について考え直すことを、ここで提案したいと思います。

（宮崎和加子）

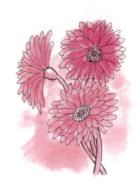

リスクマネジメントとかかわってきた歴史

頻発する事故

　私は、看護師になったばかりの頃に大きな事故を体験し、「人を相手にケアする看護の仕事は、努力しても事故はつきまとうものだ」と確信しました。そして、そのときの償いの気持ちも込めて、この仕事を続けていく限り、「リスクマネジメントに生涯取り組まなければならない」と自覚して、自分なりに使命感を持って取り組んできました。

　その後、訪問看護の実践を通して、十数カ所の訪問看護ステーションの統括所長になりました。所属する訪問看護師は80〜90人、利用者数は1000人を超える集団の責任者です。

　訪問看護の現場では、さまざまな事故が起きました。その対応は統括所長の私の仕事でした。ケア事故、交通事故、盗難・紛失・破損など、多様な事故の対応をしてきました。

現場の管理者が中心となったリスクマネジメントが重要

　多数の事故への対応をする中で、「こういう事故のときにはこうしなければならない」「ここで責任者が相手側と会っておかないと、あとで大変なことになる可能性がある」などということがわかってきました。

　たとえば、交通事故のときには、

　「相手には、どう対応したらよいか」

　「職員には、どのように指示するか」

　「保険会社には、いつ連絡すればいいか」

　「理事長（法人のトップ）には、どの時点で連絡するか」

など、自分の中にはそれなりのマニュアルができてきて、それに基づいて指

示していたのです。

　ところが、介護保険制度がスタートした2000年に、私は「統括所長の私がリスクマネジメントの中心にいてはダメだ」と気づいたのです。現場の責任者である各訪問看護ステーションの所長が、リスクマネジメントを正しく理解し、リスクに対応できることが、事故を減らす一番のカギだということがわかったのです。

　そこで、私の頭の中にあったマニュアルを文字にして表示し、当時、私が所属していた法人向けの「訪問看護ステーションにおけるリスクマネジメントマニュアル」を作成したのです。それを基にして、法人内の訪問看護師全員を対象に、内容を共有して、現場の所長の役割を明確にして、リスクマネジメントの担当を引き継ぎました。2000年秋のことです。

2002年『在宅ケアにおけるリスクマネジメントマニュアル』を作成

　その法人内向けのマニュアルを整理して、2002年に『在宅ケアにおけるリスクマネジメントマニュアル』（日本看護協会出版会、以下：2002年版）として上梓し、世に出させていただきました。

　同書を作成するに当たって、それまでに経験したり、聞いたりした事故を15に分類して、その対応策のポイントを示しました。

　本書ではそれをもっと深めて、事故の種類を6種類、被害者を3つのパターンに想定し、合計18分類にまとめ直しています（026ページ表1）。

新たなリスクマネジメントの視点

　事故の種類を見直した理由の1つが、2002年版が介護保険が始まる前の経験を基に策定したものだったからでした。介護保険スタート以降、それまでとは違った種類のリスク・事故が見えてきたのです。それを特集したのが、月刊誌「コミュニティケア」2006年9月号「特集　訪問看護における新たなリスクマネジメント」です。

　そこで私は、新たな視点として、以下の6点の考察を提起しました。

①医療類似行為関連

　医療ニーズの高い利用者が増加したことにより、在宅で医療行為を実施する機会が増えました。それに従い、医療者だけが医療類似行為を行うわけではなく、介護職がたんの吸引や経管栄養注入などの行為を行うことが法制化に向けて検討されました（2012年4月から実施されている）。この指示・実施・連携に伴う責任が問われます。誰が行おうが、安全に、確実に行われるようにすることが第一義的ですが、リスクマネジメントの立場からは考慮すべき点が多々あります。

②高齢者虐待

　家族が、あるいは第三者が、高齢者に虐待と思えるような行為をしていることを発見する場合があります。虐待なのかどうかの判断に迷い、どう対応していいかわからずに時間が経過することがあります。

　在宅ケアにかかわるスタッフには、在宅という"密室の場"で起こり得る虐待等を発見して対応する義務があります。家族が、あるいは第三者が高齢者に虐待と思えるような行為を発見した場合は、難しいことですが、速やかな対応が必要となります。

③安楽死・尊厳死

　安楽死・尊厳死をめぐる法的な整備がなされていない現状では、この問題にどのようにかかわるかは難しいところです。しかし現場では、そのような状況に直面することは、頻度は多くはないとはいえあります。

　例えば、家族が経管栄養の注入の量を極端に減らしている可能性があるとか、人工呼吸器のアラームを無視しているようであるとか、周囲の誰かがケアしないと生存の保障がない方の生き方について、さまざまな動きがあるのです。

　そのケアの中心が家族の場合、私たちはどうかかわればいいのか。利用者本人の意思はどうなのか……。家族も交えて話し合いを重ね、利用者の人生観・価値観を共有し、周囲はどう支援するかを探っていくことになります。

④記録など情報管理

　2005年に制度化された、いわゆる個人情報保護法によって、訪問看護ス

テーションなど事業所で扱う書類が、事実上「公文書」と見なされていることを自覚しなければなりません。「個人情報保護」という観点を持つことが必要です。

また一方で「情報開示」という時代の流れもあります。記録・帳票類の不備、情報の紛失・漏洩が、ステーションの運営上の大きなリスクとなります。いつでも求めに応じて公開できるように意識して、「記録する」「管理する」ことが求められます。

⑤グループホーム等との契約

2006年の介護報酬改定で、訪問看護ステーションから、認知症高齢者グループホームや特別養護老人ホーム、有料老人ホームなど介護施設に準ずる場への訪問が可能となりました。

要は、訪問看護ステーションから「自宅」という在宅だけではなく、高齢者が「生活をする場」に訪問することができるようになり、そのことが社会から求められるようになってきているということです。

この場合、介護報酬上では、単純に介護保険からの訪問看護費などの支払いではなく、グループホーム等との契約の下で、報酬はグループホーム等から受け取ることになります。その契約内容によってトラブルも発生しかねないので注意を要します。事業者同士の契約上のさまざまなリスクマネジメントが必要になります。

⑥スタッフの労働安全衛生

2012年の介護報酬改定での目玉である「定期巡回・随時対応サービス」は、24時間対応で、夜間でも介護職ときには看護職が訪問対応することが義務づけられています。

訪問看護でも24時間の緊急対応をするステーションが多く、そこで働く看護職等の安全確保の対策が必要です。

社会が不安定化し、暴力化・凶悪化する中で、地域を活動の場とするステーションは、いつでも犯罪の現場となる可能性を想定して、対策を立てておく必要があります。

認知症グループホームの運営で気づいた視点・変化した考え方

「危ないからダメ」は生活を窮屈にする

　2001年から私は、認知症高齢者グループホームの開設・運営に携わることになりました。グループホームは自宅ではないけれど24時間ケアをする、自宅のような施設というか"在宅"の場です。

　その責任者として、認知症の方々の生活全般の支援をすることになり、訪問看護ステーションで経験してきた視点だけでは足りないことに気づきました。「事故を起こさないように」を中心の生活支援をしてしまうと、規制することが多くなり、生活が窮屈になってしまうのです。つまり、「危ないから外出してはいけない」「危ないから玄関は施錠しておこう」「危ないから包丁を使う調理はさせてはいけない」「危ないから階段は使わせないほうがいい」と、"危ない、事故が起きる可能性がある"という理由から何かをすることを奪ってしまい、認知症の方々の生活を狭めてしまうのです。

認知症の方々が変わった！

　そこで看護・介護職のスタッフと話し合い、認知症になっても、伸び伸びと主体的に日常生活を送り、そして自分のやりたいことを十分にできるように支援していこうと決め、一緒になって実践しました。「自分の人生を主体的に生き、自己実現をすることの支援」であり、「生き生きとした目を輝かせて生きることの支援」をめざしたのです。そうしたところ、認知症になられた方々が、元気に、自らの生活全般をつくり上げ、これをやってみよう、あれをやってみようと"挑戦"するようになられたのです。

　例えば、調理はちょっとの声かけなどの支援で上手になさいます。里芋など自然に手が動いて面取りまでしてくださいます。味付けも上手。掃除・洗

濯も職員の支援で自分たちで行います。何でもない冗談交じりの会話で大笑いし、記憶障害のための繰り返しも気にならず、たくましく生活されるのです。その上、「歌舞伎を観に行きたい」「ジェットコースターに乗ってみたい」「絵を描きたい」「行きつけの店で鰻を食べたい」「泳げないので泳げるようになりたい」「デートをしたい」と、自分の中からやりたいことが出てきて、目を輝かせてワクワクドキドキしながら、"危ない"といわれることにも挑戦されるのです。

そんな様子を見た家族は「うちのおばあさん、変わったわ！」「生き返ったみたい！」とおっしゃるのです。

生活支援の基本――危険覚悟で手を出さない十分な支援

十分とはいえない支援・実践かもしれませんが、そういう実践をしようとしたときに、介護・看護・支援する視点・考え方・方法を変えました。「危ないからやっていただかない。何でもやって差し上げる」のではなく、「危ないことは確かだが、十分に注意しながら、危ないことでも実施する、挑戦できるような方向で支援しよう。そしてそのことを、ご家族にも理解していただき、協力をお願いしよう。できることは、やって差し上げない支援です」ということです。

それまでの認知症の方への支援と大きく違うかもしれませんが、私はそのことが重要なのだと思ったのです。そのことが、認知症になられた方だけではなく、がんの末期の方でも、要介護の身体障害がある方でも、生活支援が必要な方への共通の支援の基本だと思うようになったのです。

別な表現をすれば、「本人が主体的に生活し、生きることを支援する、真の自立支援」です。

「事故」が多発

そういう方向でグループホームでの支援をしていったところ、ご本人は元気に日常生活を送るのですが、大小さまざまな「事故」が起こるのです！

「インシデントレポート」を見ると、「行方不明」「包丁での切り傷」「利用者間のトラブル」など、それまでは「起こしてはいけない」とされてきた事故が

起こったのです。

　でも、私は「これは一歩前進の現れだ」と思いました。例えば「行方不明」も、"家"の中の鍵をかけまくって、一歩も建物から出られないようにすれば発生しません。職員も"家の中だけ"の支援です。それを外に出たいときに出られるように、施錠はせずに配慮して支援することを重視すると、職員の心労は絶えません。でも入居している利用者は、存分に散歩や買い物などに出かけ、満足し、素晴らしい表情で生活できます。その過程で、例えば散歩の途中で、迷子になったり、玄関から出て帰れなくなったりすることが起こっただけ。「行方不明」という事故は、ある意味では、当たり前の生き方支援への挑戦の現れではないかと思ったのです。

　もちろん、事故により甚大な被害が出ていいということではないので、そうならないように職員教育やシステムを工夫することは当然です。

家族の同意の下で

　これを「行方不明になるから玄関を施錠して外出禁止」とするのは、いかがなものでしょうか。利用者にとっては、室内だけの管理された窮屈な生活になってしまう可能性があるのです。

　そこで家族の同意の下に、「危険だから施錠する」ではなく、「危険はあるけれど、（もちろん十分に見守り、事故がないようにして）、自由に伸び伸びと生活していただけるように、施錠しない生活を支援する」ことについて意見を聞き、理解・同意していただいて実践するのです。

"医療の場"と"生活の場"でのリスクマネジメントは若干違うのではないか

　グループホームでのリスクマネジメントに取り組むようになって、私自身の中で違和感・葛藤が生まれました。それは訪問看護ステーションで在宅ケアに取り組んでいたときの感覚と違う面が出てきたからです。

　そして私自身の中で整理できたのは、"医療の場"でのリスクマネジメントと"生活の場"でのリスクマネジメントでは、違う発想・対応が必要なのではないかということです。

"医療の場"と"生活の場"での リスクマネジメント

"医療の場"でのリスクマネジメント

　看護職が働く場は、病院・診療所など医療の場が圧倒的です。「医療」の使命は、何らかの事情で命の危機に瀕している人の「救命」をすることであり、病気によって生命の存続に危険がある人の「治療」です。あるいは、治癒不可能な場合は「看取り」も重要な要素ではあります。

　それらは人間にとってかけがえのない重要なことで、医師・看護師、その他多数のさまざまな職種は、専門的な勉強をして"医療の場"での仕事に従事しています。

　そんな"医療の場"は、国民から見ると、あくまで人生のほんの一瞬、病気を治すために入院治療や外来治療を受ける場です。「救命」「治療」が目的であり、医療にかかることは「日常」ではなく「非日常」ですので、多少の我慢や不自由は覚悟してその時期を過ごすことになります。

　ですから、自宅では毎日アルコールを飲んでいる人でも我慢しますし、外出も制限します。「やってはいけない」ということを行わず、回復を最優先します。「してはいけません」「体に悪いのでこうしてください」と管理・制限されても従います。それは命を守ること、病気を回復することが目的ですから当然です。医療者にとっても国民にとっても……。

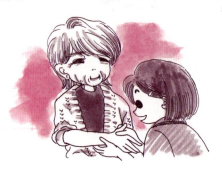

"生活の場"でのリスクマネジメント

では"生活の場"とは、具体的にどこでしょうか。

日常生活を自力で行うことが困難で、誰かの支援が必要な方（主に高齢者）の"生活の場"は表4のとおりです。在宅（自宅）、福祉・介護施設、小規模な在宅に近い施設、高齢者住宅などです。

どうしても入院による医療が必要な急性期疾患を患っているのなら"医療の場"ですが、病気や障害はあるけれども、まず必要なのは生活支援だという方は"生活の場"で支援を受けながら暮らすことが当然だと思います。そのほうがいいと思います。

この"生活の場"での支援の目的は、自分の力だけでは生活できない方々の日常生活を支援しつつ、事故を防ぎ、生活の質（QOL）が高くなるように保障することです。その立場で、リスクマネジメントを捉え直さなければならないと思うのです。

"医療の場"でのリスクマネジメントの発想や方法を、そのまま"生活の場"に適用させるのは、適切ではないのではないでしょうか。

表4｜"生活の場"とは

在宅（自宅）	病気や障害を持つ利用者が生活をする自宅。訪問看護・訪問介護・訪問診療などの外部サービスが医療・ケアを担う
福祉・介護施設	特別養護老人ホームや老人保健施設など、介護保険法で指定を受け、運営されている施設。看護職や介護職の配置基準がある
小規模な施設	グループホーム・看護小規模多機能型居宅介護事業所など、自宅ではないけれども法的には居宅として扱われる施設。介護職は必置だが、看護職は配置されていない場合もある
高齢者住宅	サービス付き高齢者向け住宅などの居住施設。看護職は配置されていないことが多く、介護職も配置されていない場合もある

「生活の質」「人生の質」を よくするリスクマネジメント

「リスク」の捉え方

　本書の「総論」で示した「リスクマネジメントの概念図」(016ページ)の中で言うと、「リスク」の見方・捉え方の視点を変える必要があるのではないか、ということです。

　繰り返しますが「リスク」とは、「起こり得る危険」であり、なくす対象ではなく、そもそも「あるもの」で、それが事故にならないように"マネジメント"が必要になるのです。

　事故の「誘因・原因」には、かかわる・ケアする側の条件(ヒューマンエラー)や手順・ルール、使用物品の不具合やケア時点の環境的制約が関係します。それと同時に、利用者側の条件も大いに影響します。例えば、認知症の場合は危険の認知ができなくなるとか、視力の低下により転倒しやすいとか、麻痺など移動能力の衰えで事故につながる危険などです。

　そうした利用者側の危険要因を改善する支援をすることは当然であり、それが「予防的なリスクマネジメント」になります。例えば、めがねを変更するとか、ADL改善のため機能訓練をする、手すりをつけるなどです。

　しかし、どうしても改善できない認知障害や運動障害がある利用者の場合はどうでしょう。改善できない、生涯にわたる「危険」が予測される場合の生活をどう考えるかが私たちに問われるのではないでしょうか。

「危ないからダメ」、禁止だけのリスクマネジメント

　これまでは「リスク＝悪」であり、事故につながる可能性がある生活上の行為は行わないようにするという対策が主でした。例えば、次のようなことです。

- 歩くと転ぶ可能性があるので、歩行禁止で、車いす移動かベッド上の生活だけ
- 外に出ると行方不明や交通事故の可能性があるので、外出禁止・施錠
- むせると誤嚥の可能性があるので、経管栄養
- 熱めのお風呂は体によくないから、ぬるめのお風呂
- 肥満対策のため、極端な食事制限

　また、介護施設等では、職員不足などの施設・職員側の理由や法的な条件から、入浴は週2回まで、飲酒などの嗜好の楽しみも狭められた生活になっていることが多いのです。

そもそも日常生活は"個人生活"であり、"リスクだらけ"

　要介護・要医療にかかわらず、そもそも私たちの生活の仕方・嗜好・快不快・幸不幸などは、個別性が強く、他人が決めつけるべきことではありません。そして、私たちはリスクや事故につながる可能性があることも自覚しつつ自分なりの生活を送っています。
- がんになる確率が高いといわれているのに喫煙する
- メタボなのについ食べ過ぎる
- 交通事故に遭う可能性があるのに自動車に乗る
- 熱い風呂に習慣で入浴している

　要介護になったとしても、施設に入所していても、ある程度「リスク」を覚悟して、その人なりの生活を支援する・保障するということが大切なのではないでしょうか。

最大・最悪の事故は「死」、けれども……

　絶対に起こしてはいけない事故は「死」です。ケアや医療類似行為を行うことにより、利用者が「死亡」に至ってしまうことは避けなければならないのは当然です。
　でも、人間は必ず「死ぬ」のです。何かをしても、何もしなくても100％死ぬことは確かなのです。当たり前のことです。医療の最大の失敗は「死」かもしれません（穏やかな死が目標の場合もありますが）。しかし、生活・

生涯・人生を支援する立場から見ると、「死」は当たり前で、苦しみなく、穏やかに、その人が望むような形での「死」が支援の目標になるのです。

ですから、「死なないようにリスクマネジメントする」と、「その人なりの死（それまでの生）のためのリスクマネジメントをする」を両立することが求められるのではないでしょうか。

ときに「死」を覚悟した「生きることの支援」

死期が迫っている時期の本人の自己実現のための支援では、ある意味で周囲のみんなが「死」を覚悟した支援をすることが必要になります。「途中で死亡してもいいから挑戦しよう」という取り組みです。

仮にその取り組みの途中でその人が死亡しても、誰も悔いはなく「みんなで取り組めたね」と周囲のみんなの気持ちが満足する支援だともいえます。

実際の事例を後述しますが（138～145ページ）、それはケアの場が自宅でも施設でも取り組む課題でしょう。

キーワードは「生活の質」「人生の質」

結論から言うと、"生活の場"でのリスクマネジメントのキーワードは、QOL（Quality Of Life）、つまり「生活の質」「人生の質」です。危険で事故につながる可能性があるとしても、事故にならないような最大限の工夫・対策を講じながら、本人が望む生活や生き方を支援することです。

「リスクマネジメント」の名の下に、本人のさまざまなことに対する"チャレンジしようとする力"を奪うことがないようなかかわり方が大切なのではないでしょうか。

「リスク＝悪」「リスクは遠ざけるもの」と見るのではなく、「リスクを取り込みながら、リスクと一緒に生きていく」という視点が、在宅ケアにおいては必要なのだと思います。

「〜したい」という主体的な気持ちを大切に

認知症になっても、ターミナル期であっても、「何かやりたい」「あれを食

べたい」「それは嫌だ」「そこには行きたくない」という本人の気持ちが「宝物」です。しかし、多くの場合、それは「わがまま」「危険」と捉えられて、その気持ちはかなうことがありません。また、それを言うことで誰かに迷惑をかけるからと遠慮して、「何もありません。静かに皆さんの言うことを聞きます」と意思表示をする方も少なくありません。

　でも、誰にでも「〜したい」「〜したくない」という自分の意思・気持ちはあるものでしょう。その意思・気持ちを表出してもらう支援と、それを実現する支援が大切なのではないでしょうか。それが、QOLを大切にした"生活の場"での支援の本質なのではないでしょうか。

　そのときの支援の鍵は「覚悟」です。本人も家族も支援する側も「リスク」を認識しつつ、「覚悟して支援する」ことなのではないでしょうか。

　次ページからは、そんな「覚悟」をして支援をしてきた本書の4人の執筆者（松井知子・小菅紀子・平野智子・竹森志穂）からの報告です。

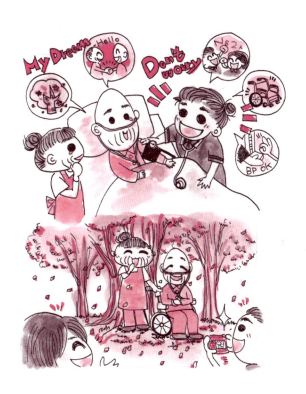

「生活の質」「人生の質」を よくする取り組みの事例

事例1 ●「死んでもいいからお風呂に入りたい」をかなえる

　肝臓がん末期の50代女性Aさん。腹水、下肢浮腫著明で血圧も70台まで下がって、「あと数日の命」と夫には説明されている。もともとお風呂好きのAさんは「最期の願いはお風呂に入ること。入浴中に死んでもいいから、それも本望だからお風呂に入れて！」と希望。病院では入浴許可が出ず、清拭だけで2カ月過ごされていた。

　夫はそんなAさんの最期の願いをかなえてあげたいと入浴することを希望なさった。訪問看護を担当していた私は、入浴のリスク（入浴中に意識がなくなってしまうかもしれないこと、そして息が止まってしまう可能性があることなど）を説明した。夫はそれでも入浴させることを選択した。主治医にもその旨報告し、入浴を実施することを伝えた。

　実際には、夫と訪問看護師2人体制で実施した。入浴中も入浴後も大きな変化はなく無事に終了。入浴中・入浴後のAさんはずっと笑顔で、本当に満足げであった。そして、その笑顔を見守る夫も……。

　Aさんは入浴後、少しして疲労感を訴え、すぐに入眠。翌日、家族の見守る中、永眠された。

予測される変化・状態は「急変」ではない

　病院では末期であり、急変のリスクも高いことから入浴許可は出なかった。もちろん病院での管理では当然のことであろう。しかし、私は人生最期の望みをぜひかなえたいと思った。何を優先させるかである。死亡するという可能性（リスク）は、入浴に関係なく確実であり、そのことを本人・家族も承知の上で（覚悟して）のことである。

　「急変する」という言葉を医療の場ではよく使用する。しかし、意識がなくなる、呼吸状態が悪くなる、そして死亡することは、予測されている場合は「急変」とは言わないと思う。「予測される変化・状態」であるからである。

　きちんと説明し、覚悟・了解した上で、医師の許可も得て、本人が何よりも希望することをかなえる、それはとても重要なことだと思う。そして人生最期に自分の希望をかなえられる。そんな場面に立ち会えるのも訪問看護の醍醐味だ。

事例2 ●「食べられないなら、死んだも同然」と経口摂取を希望

　脳梗塞後遺症で誤嚥性肺炎を繰り返し、胃ろうになった80代男性Bさん。何よりも食べることが大好きで、胃ろうになった途端に生活の意欲を失い、ぼんやり過ごすようになった。Bさんは私に「食べられない人生なら、もう死んでもいい。少しでも食べられないか」と希望なさった。
　誤嚥性肺炎のリスクはあるが、歯科医・栄養士・看護師でチームを組んで、口腔ケア・口腔リハビリ・摂食訓練を実施。Bさんの嗜好を聞いて栄養士が嚥下状態に応じて摂取内容を検討。半年後には、Bさんの好きなパスタを少量ではあるが口から食べられるようになった。
　Bさんは食べられることで意欲が向上し、リハビリにも積極的になり、元来の明るい性格に戻り、囲碁も楽しむようになった。

1人で無理ならチームで

　入院中、Bさんは誤嚥性肺炎の予防から経口摂取禁止となって退院してきた。それは本人のQOLを大きく下げるものであった。しかし、この場合、食べることの評価・実現は看護師だけでは難しい。そこでチームを組んで取り組んだ。
　結果として、それが本人の食べたい意欲の支援になって、リハビリに積極的になり、食べることにつながった。あきらめる前に、何ができるか、どうしたらできるかを考えて取り組む。それが実を結んで本人のQOLが向上する。こんな場面も訪問看護がやめられない理由である。

事例3 ●「在宅生活の限界って何？」を考えさせられた

　Cさんは60代半ばの男性。脳梗塞と糖尿病を患っており、さらに重症肺炎後、気管カニューレとなって酸素療法導入。胃ろう、膀胱留置カテーテルも装着され、1人で寝返りもできない状態で入院していた。
　そんなCさんが「家に帰りたい」と言っているということで、某病院のカンファレンスに参加した。
　Cさんは妻との2人暮らし。奥さんは在宅ケアのために医療処置をマスターしていたが、日中は働きに出ており、介護休暇は2週間しか取れない。Cさんも「家に帰ったら自分でやれるから」と自己吸引や胃ろう注入の指導を受けていたが、やろうとする気配は見られなかった。コミュニケーションは、メールや文字盤が使えたが、妻以外の人とは進んで会話することはなかった。
　病棟看護師も訪問看護師も、このまま自宅に帰って、妻がいない1人の時間をうまく過ごせるのか不安だった。結局、妻の介護休暇中は自宅に戻り、休暇が終わる前には、療養型病院へ入院することをカンファレンスで話し合い、在宅チー

ムで支えることになった。

しかし、再入院せず、家で

　Cさんは、その後どうなったか。実は2週間後に、妻の介護休暇が終わった時点で療養型病院への入院も一応検討したが、「その必要はない。このまま家での生活を継続しよう」ということになった。
　それから半年になるが、今なお自宅で暮らしている。Cさんは、水分の注入はシャンプーボトルを使って、また気管カニューレのサイドチューブからの吸引も自分で実施できている。
　訪問看護は、定期は1日2回、それに妻の仕事の状況に応じて訪問し、吸引やリハビリを担当。訪問介護事業所と連絡を取り合いながらCさんの在宅での生活を支援している。当初は気難しく、やり取りに困るCさんだったが、いろいろな訪問看護師や介護職の人たちとのやり取りを、見方によっては楽しんでいるのではないかと思えるようになってきた。

妻の気持ち

　この半年間を振り返って話をしたとき、妻は次のように話された。
　「"2人で一緒にいようね。おやすみとか、おはようとか言いたいね"と夫と話していたの。退院前のカンファレンスでは、医療者側は大反対だと聞いていたけど、それは"安全を第一に考える人たちだから仕方がないね"ともね。実際、退院後、痰がどれくらい自分で出せるか心配だった。帰宅したら亡くなっていることもあり得るといつも覚悟していた。でも、夫とメールのやり取りができたし、夫の気持ちがわかれば安心できた。まあ、気持ちがつながっていたということかな、お互いに。心配してもしょうがない。2人でやっていきたかった。できないことはしょうがない」

1人になる時間があってはダメなのか

　「吸引が常に必要な状態だから、1人になる時間があったら家には帰れない」と、私たち訪問看護師も含め医療者は考えてしまっていいのだろうか。実はこのご夫婦は、2人で生活する日々が何より大事で、「おはよう、おやすみ」を、顔を見て伝えられる生活こそを大切に思い、在宅サービスが充実している地域にわざわざ引っ越されてきていたのである。
　Cさんは今、車いすに乗って、妻と出かけられるようになり、自宅での座位の訓練も始めている。2人の生活が、より充実したものとなるように……。

事例4 ● グループホーム(第二のわが家)で最期を迎える

　Dさんは80代男性。グループホームに入居して5年になる。認知症が進行して、自分で嚥下することもできなくなっていて、移動動作も含めて日常生活全般に、グループホームの職員の支援を受けながら生活していた。水分を十分摂れないときは、主治医の指示で訪問看護ステーションから看護師が訪問して点滴をすることもあった。

「そんなに長くないですよ」

　そんな状態であることを、主治医が家族に説明し、「余命はそんなに長くはないと思います」と伝えられていた。最期のときは間もなくだということである。
　その後、妻から「最期に長く暮らした自宅に連れていきたいのだけれど、ダメだろうか」という相談があった。「夫は、私たちと過ごした家が大好きなのよ。一度でいいから家に連れていってあげたいのよ」と妻。
　自分も腰痛などで体力的にも自信がなく、無理は承知の上だが夫との歴史が詰まった、そして家族の歴史がいっぱいの家で、妻は2人で最期の時間を過ごしたいのだと、私たちは察した。

「途中で具合が悪くなるかもしれませんが……」

　グループホームの責任者と連絡を取り合い、また主治医とも相談し、計画実行日を決めた。私は「途中で具合が悪くなってしまうこともあり得ますが、大丈夫でしょうか」と妻に聞いた。「もちろんです。たとえ途中で死んでもOKです。大往生で本望です」と妻は言う。
　問題は、Dさんの家が団地の3階で、エレベーターがないことだった。狭い階段を車いすに乗せてどうやって連れていくか……。考えた末に、どんな階段にも対応できるという階段昇降機をレンタルしてもらえる会社を探した。
　そして一時帰宅の当日。グループホームの介護職と看護師ももちろん同乗して、吸引器を持ってDさんの自宅にたどり着いた。
　認知症でほとんど表情の乏しかったDさんだったが、階段を昇る途中から、表情はみるみる変わっていった。自宅に着くと、待っていた妻の顔を見て、そして自分の部屋を見て、明らかに人が変わったことが見てとれた。直前まで点滴をしていた人とは思えない……。入居前のDさんは、こんな感じで毎日を過ごされていたのかと、同行した誰もが感じた瞬間だった。

みんなが見守る中で

　第二のわが家(グループホーム)に戻ったDさんは、それから1週間後、妻や家族が見守る中、息を引きとった。グループホームの職員は、「初めての看取りで、訪室したら息が止まっているかもと思うと怖かった」と話していたが、妻は職員

が他の入居者を家族のように見守り、お世話をする姿を見て、「一時帰宅がかなった後、第二のわが家で最期を静かに迎えられてよかった」と話された。

グループホームは"終の棲家"

　グループホームによっては、病状が悪化したり重度化すると、病院や医療療養施設に転院するよう要請するところもあるという。それはグループホームでは、ほとんどの職員が介護職で医療判断や医療行為が困難だからであろう。

　しかし、そこに入居している利用者にとっての人生の最期は一度きりである。思いのままの最期を迎えられるように、訪問看護ステーションが連携して、人生の最期の幕引きを一緒に行うことはとても重要なことではないかと思った。この事例は私にとって「豊かな看取り」の経験となった。

事例5 ● 酒が一口飲みたい！

　70代男性のFさん。肝臓がんターミナル期（予後は週単位）で、他に脳梗塞後遺症もある独居の方だった。

　Fさんは長年、日本酒を好んでいた。脳梗塞の後遺症でベッド上の生活になり、独居であったため、施設入所が検討されたが、「お酒が飲めない生活は好まない」と、介護保険で訪問看護などを利用しながら自宅で生活をすることを望んだ。

　ポータブルトイレへの移動は可能であったが、転倒することが増え、血液検査の結果、γ-GTPは1000台、Hb8.4という異常が見られたため、入院精査を勧めたが、その際も「長生きなんてしたくない。このまま死んでいいんだ」と拒否。しかし、その後、転倒して圧迫骨折のため、緊急入院となった。

　そして入院先の病院で、肝臓がんのターミナル期と診断された。予後も週単位であり、独居生活であることから、病院側も病院での看取りと考えていた。しかし、本人は病状を理解した上でも「とにかく退院したい」と強く退院を希望した。

　そこで多職種で話し合い、体制を整え、Fさんの希望をかなえて退院となった。その頃には経口摂取もごくわずかで、腫瘍が原因と思われる発熱も続き、予後は数日と予測された。

ワンカップが飲みたい

　Fさんは自宅に到着すると同時に「ワンカップが飲みたい」と話し、今までにない笑顔を浮かべられた。退院の際、主治医も同席していたため、吸引器を準備しつつ、すぐにワンカップを購入。吸い飲みに入れ、口に含ませてあげると、「ああ、これで満足だよ……」と一口だけ飲み込み、涙を流された。その後はお酒を欲す

ることなく、退院後1週間で静かに永眠された。

Fさんの事例から学んだこと

　Fさんとのかかわりは10年に及んだ。そのさまざまな局面での選択は常に「長生きをするより、人から干渉されずにお酒を飲みながら過ごしたい」という意思で一貫していた。だからこそ、たとえ死が迫っていても、ワンカップの一口が、何よりもFさんの希望であり、選択すべきことを、支えるチームメンバー全員が自然に受け入れられた。
　Fさんにとって、人から干渉されない生活とお酒は人生の大きなテーマであったのだろう。病状の変化に留意しながらも本人の希望を支えたことで、最期までFさんらしく生きることができたのではないかと考えている。支援した私たちの気持ちは、さわやかであり、満足であった。

事例6●両手いっぱいに買ったお煎餅。食べては吐き、食べては吐き……

食べられないとわかっていても

　Gさんは独居の50代男性。胃がんのため胃を三分の一切除、ターミナル期である。胃切除後に食事内容の制限があったが「必ず元気になる」と信じて、食事制限表を見ながら、今日は「うどんなら大丈夫だ」などと消化のよい食事を忠実に守っていた。
　抗がん剤治療も受け、1日でも長く生きたいと頑張っていたが、徐々に痛みが増し、経口摂取困難、嘔吐を繰り返すようになって入院。予後3カ月との医師の見解が本人にも伝えられ、IVHポートより高カロリー輸液が施行された。
　IVHからの栄養に加えてHOTでもあり、退院は難しいのではないかと医療者側は考えていたが、Gさんは「家に帰りたい。だってわが家は城だもの」と、予後告知を受けた直後とは思えないほどすがすがしい表情で在宅を希望された。

煎餅大好き！

　退院の際、スーパーに寄りたいと希望され、近所のスーパーに同行。Gさんは次々に「あれとって」と言い、結局、かごいっぱいのお煎餅を買った。
　その日の夕方、訪問すると嬉しそうに、「お煎餅、1枚食べられたよ」と笑顔で話された！それが何と素晴しい表情だったことか。
　しかし、その数日後には嘔吐を繰り返すようになった。おかゆやゼリーなど消化のよいものを勧めたが、「お煎餅じゃなきゃダメなんだよ」と涙を流された。

それからというもの、少しでもおいしく食べられた際はともに喜び、嘔吐した際にはともに悲しんだ。また嘔吐しても不快な気持ちを最小限に抑えられるように、環境を整え、見守りもした。
　そしてGさんは、亡くなる数日前まで大好きだったお煎餅を食べていた。徐々に傾眠となるも入院は頑なに拒否し、自宅で静かに永眠された。

「食べること」にも寄り添っていくことの大切さ

　Gさんには、胃切除後の食事を忠実に守るほどの几帳面さがあったが、予後3カ月と告知を受けた後は、今まで抑えていたものが破裂したようにお煎餅を食べることを大事にした。嘔吐したときにはポロポロと涙を流し、おいしく食べられたときには満面の笑みを浮かべた。それはGさんなりの病状を受け入れるプロセスであったのかもしれない。多くのことを学んだ事例だった。

事例7●いつもの公園を散歩したい

　胃がん末期の80代男性Eさん。自宅で過ごすことを希望して退院した。筋力・体力の低下があり、排泄（ポータブルトイレ）以外は、ベッド上で過ごしていた。

散歩に行きたい

　ある日、Eさんが、「いつも行っていた公園に散歩に行きたい。近所の公園に行きたい」との希望を口にされた。しかし、その実現には、いくつかの問題があった。1つは、部屋の出入口が狭くて移動が困難なこと。居室の引き戸のすぐ手前にベッドがあり、出入口は1人がやっと通れる程度だったのである。ただし、これは工夫次第。何とかできた。
　もう1つの問題は、状態の悪化である。入院中・退院後も、長時間の車いす座位の対応・対策を行っておらず、血圧低下や種々の病状悪化のリスクがあった。しかし、「本人がしたいなら、そうしてあげたい」という家族の強い望みもあり、リスクを説明した上で、天気のよい日に散歩を実施することになった。

桜並木の散歩

　特別対応なので、訪問看護師2名で実施するという体制で行った。玄関の上がりかまちを何とか降ろし、車いすで近所を回りながら公園に行き、「いつも座っていた」という木の横に座り、日なたぼっこをした。
　通り道で近所の方々に会うと、Eさんは自ら手をのばして握手をしていた（ご

本人なりの感謝のあいさつだったように見えた）。ちょうど桜が咲き始めた時期で、桜並木を歩いているときに、「妻と一緒に写真を撮ってほしい」と看護師に希望された。

　それから3日後、Eさんは自宅で永眠された。

特別な支援を

　Eさんの妻によると「一緒に写真を撮るなんて何十年もなかったこと」だという。その話を聞くにつれ、Eさんもきっと自宅のベッドに寝ていただけでは、写真を撮ってほしいとは希望されなかったのではないかと思われた。「散歩に出る」という以前の日常の1コマが実現したことでEさんと妻の「特別な時間」が生まれたのではないかと思う。

　「特別に」で看護・支援をすればいいのではないか！　ときには診療報酬・介護報酬の算定が不可能な場合もあるかもしれないけれど、人々の人生の最期にかかわれる者として、ボランティア精神も加えて、十分に"生ききることへの支援"を、これからもしていきたい。

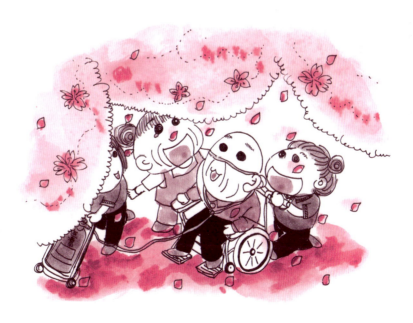

column

"もしも"のときのために 「ナースを守る保険」の加入も考慮する

　在宅・施設の看護職は、自らが判断して実施する業務が中心です。そして、その業務・行為による"結果"について、看護職は責任を負わなければなりません。国民の権利意識も高まっている中で、「ケア中の事故が訴訟等へ発展するケース」が今後ますます増加していく可能性も考えられます。そのときのために、看護職をサポートする保険が、いくつかの団体・会社から用意されています。

　ここでは、訪問看護を中心に、公的な組織が提供している「看護職賠償責任保険」について連絡先を掲載しました。いずれも各団体の会員であることが加入の条件ですが、金銭的な面だけでなく、さまざまな相談にも乗ってもらえることを考えると会員となるメリットは大きいと思われます。詳細は各ホームページを参照してください。

A. 一般社団法人全国訪問看護事業協会
　「訪問看護事業者総合補償制度」
　「居宅サービス事業者・居宅介護支援事業者賠償責任保険」
　http://www.zenhokan.or.jp/insurance/

B. 公益財団法人日本訪問看護財団　「あんしん総合保険制度」
　http://www.jvnf.or.jp/soudan/

　A、Bとも事業所単位で加入する保険。訪問看護の職能団体ならではのきめ細かい保障が用意されている。

C. 公益社団法人日本看護協会　「看護職賠償責任保険制度」
　https://li.nurse.or.jp/
　日本看護協会がサポートする"看護職個人"単位の保険で、保険料は3000円（12カ月）と安価（2016年9月現在）。事故時の相談などのサポート体制が充実している"看護職をエンパワメントする保険"。

『在宅ケアリスクマネジメントマニュアル［第2版］』
訂正のお詫びとお願い

　小社書籍『在宅ケア リスクマネジメントマニュアル［第2版］』をご購入いただきまして、誠にありがとうございます。

　本書の第1刷（2016年10月1日発行）におきまして誤りがございました。読者の皆さま、および関係者の皆さまにお詫び申し上げ、以下のように訂正させていただきます。

ページ		該当箇所と訂正内容
146	\multicolumn{2}{l}{C. 公益社団法人日本看護協会「看護職賠償責任保険制度」内}
	誤	保険料は3000円（12カ月）と安価（2016年9月現在）
	正	手頃な掛金（詳細はホームページ参照）

　これからも小社をご愛顧くださいますようお願い申し上げます。

2016年10月

株式会社　日本看護協会出版会

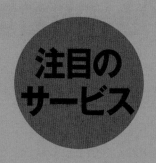

新たな場での
リスクマネジメント

介護保険制度の中で誕生した2つの"地域密着型サービス"

　在宅ケアに携わる事業所では、事業所ごとに状況に応じたリスクマネジメントの対策を立てて実施・評価をしていると思います。また、他事業所と一緒に多職種で利用者ごとの個別の対応を検討したり、学習したりすることもあるでしょう。地域で働く多職種間でリスクマネジメントを共通理解し、予防・対応することが重要です。

　しかし、例えば同じ利用者にかかわっている看護職と介護職だけを見ても、訪問看護では注意していることが、訪問介護では気にされていないということはないでしょうか。

　異なる事業所では、リスクマネジメントに対する考え方や姿勢も異なり、職種によってもスタッフ個人によっても学んできたことやこれまでの仕事上の経験は異なります。利用者にとっても職員にとっても安全な環境で、安全な方法でケアを提供するためには、多職種連携の中にリスクマネジメントをしっかり位置づけることが大切なのです。

　ここでは多職種の中でも、特に看護職と介護職の連携が重要になる介護保険の2つの地域密着型サービス「定期巡回・随時対応型訪問介護看護」と「看護小規模多機能型居宅介護」におけるリスクマネジメントの実際について紹介します。

　リスクマネジメントに積極的に取り組んでいる2つの事業所の活動を紹介し、多職種連携におけるリスクについて考察しています。それぞれの事業所の体制や考え方、利用者の特徴によって、もっと別の角度から見たリスクやそれに対するマネジメントがあるでしょう。本項を参考に、事故の分析やリスクへの対策につなげてください。

※介護職員は、介護福祉士・ヘルパーなど資格がさまざまであるため、ここでは「介護職員」で統一します。

定期巡回サービスにおける
リスクマネジメント

1）定期巡回・随時対応型訪問介護看護とは

　定期巡回・随時対応型訪問介護看護（以下：定期巡回サービス）は、医療ニーズの高い重度者をはじめとした要介護高齢者の在宅生活を支えるため、日中・夜間を通じて、訪問介護と訪問看護を一体的に、また密接に連携しながら、定期巡回訪問と随時対応を行うサービスとして2012年に介護保険のサービスとして創設されました。1つの事業所で訪問介護と訪問看護のサービスを一体的に提供する「一体型事業所」と、訪問介護事業所が地域の訪問看護事業所と連携する「連携型事業所」の2つのタイプがあります。

　ここでは高知市の東部・北部・西部3地域で一体型事業所（他事業所との連携もある）として訪問介護と訪問看護を展開している「定期巡回・随時対応型訪問介護看護ステーションナースケア」（以下：ナースケア）で、リスクマネジメントとして何に留意し、どのような対策をとっているかを紹介しながら、多職種共通のリスクマネジメントについて考えます。

　ナースケアでは、2014年に定期巡回サービスを開始し、職員（常勤・非常勤）は約30人、利用者は全体で約70人です（2016年9月現在）。一体的に

表 |「ナースケア」の概要 （2016年9月10日現在）

［スタッフ数］
　看護師常勤14人・非常勤5人／介護職員常勤7人・非常勤10人
　オペレーター常勤5人・非常勤0人
［利用者数］33人
　要介護1［15人］／要介護2［8人］／要介護3［3人］／
　要介護4［4人］／要介護5［3人］
　その他東部利用者15人、西部利用者22人（要介護省略）
［開設日］2014年1月6日
［所在地等］〒780-0844 高知県高知市永国寺町1-43 ハイツ永国寺502
　　　　　TEL 088-855-3012／FAX 088-802-3600

運営している訪問看護ステーションの利用者数は約150人で、訪問看護の単独サービスもあれば定期巡回サービスへ移行するケースもあります。定期巡回サービスの利用者の医療的なニーズとしては、服薬・膀胱留置カテーテル・胃ろう・NIPPV・在宅酸素などの管理があり、訪問看護ステーションの看護師と定期巡回サービスの介護職員をそれぞれ1人ずつ夜勤として配置し、夜間・早朝の定期訪問や随時訪問、緊急時対応をしています。

2) 定期巡回サービスで実現できていること

○ケアの分担により医療的な側面が強化される

　定期巡回サービスでは、利用者の状況によって、体調や医療的なことを優先するのか、生活面のケアを優先するのかが異なり、それによって訪問する職種や頻度を調整しています。

　例えば、ターミナル期の利用者に看護師が訪問して、オムツ交換などの清潔ケアから始めて医療処置まで行うことになると、それだけでもかなり時間がかかります。看護師が訪問する前に、介護職員に排泄ケアに入ってもらうことで、看護師は体調のアセスメントや医療処置に時間を使うことができます。ケアを分担して訪問時間を効率的に使い、看護師が観察やアセスメントを十分できるようになったことで、利用者へのケア全体の質の向上にもつながります。

○1日に何度か訪問することで、利用者の変化に早めに対応できる

　定期巡回サービスの利用者は、医療依存度の高い人や、認知症や精神障がいのために服薬管理を必要としている人が多いのですが、これは定期の訪問で対応します。1日に複数回訪問するため、利用者の体調の変化や困っていることに早めに気づくことができる利点があります。例えば、精神障がいのある人の場合は、服薬管理と食事、コミュニケーションが何より大切です。一定の時間に、例えば1日に3回、看護師・介護職員が訪問することによって生活のリズムを整えることができます。

　特に退院の直後には、訪問回数を多くします。病状が安定して退院した利用者の場合でも、食事も室内環境もスタッフによって整えられた病院から、1人で生活する自宅に帰るため、その変化に対応しきれず体調を崩すことが

あります。訪問頻度を多くすることで生活環境を整え、変化を早期発見するなど、体調悪化・再入院の予防につなげることのできるサービスです。

夜勤体制で24時間ケアを行っているので、深夜でも早朝でも必要な時間帯に定期訪問をすることができ、家族や利用者の不安を軽減できるという利点もあります。

○看護師と介護職員で異なる視点の情報を得ることができる

介護職員が医療的な面の相談を看護師にしやすいことが大きなメリットです。これは介護職員の安心感につながります。看護師にとっても介護職員から、生活上の多角的な情報を得られることで利用者の理解につながります。また、介護職員にとって、見たことのない医療機器は説明を受けても「怖い」「使い方がわかりにくい」と感じるものですが、看護師と同行訪問を重ねることで対応できるようになります。実際にナースケアでは、以前、看護師が実施していたことを、今では介護職員ができるようになっています。利用者の状態が安定して、ケアが必要でなくなれば訪問回数を減らしていくように調整もしています。

事故の予防策として実施していること

ナースケアでの実際の事故例を表に示しました。これらを予防するために

表｜定期巡回・随時対応型訪問介護看護の事故・ヒヤリハット

- 独居の利用者への「訪問抜け」
- 服薬介助で重複して内服させてしまった
- キーボックスを開けようとして暗証番号を変更する操作をしてしまい、鍵が出せなくなって壊して開けた
- 経管栄養の半固形の栄養剤を液体のように流そうとした
- 器材の消毒剤の濃度を濃くしてしまい、ゴムや樹脂の部分が変色した
- 内服の「食間」の意味がわからず、食事中に内服してもらっていた
- 利用者宅の入り口を間違えた
- 訪問するスタッフの固定ができないため、「なじみの関係」を築きにくく、認知症のある利用者が混乱し、スタッフに暴力。3カ月で訪問終了した

行っていることを参考に、定期巡回サービスにおいて、事故の予防・早期発見するために必要なことを整理します。

1）看護師・介護職員間の情報共有の垣根をなくす

①相談の窓口となる看護師を決める

　看護師の情報を介護スタッフがどの程度理解して実践しているかを知る機会をつくる必要があります。看護師がすべきリスクマネジメントの第一歩は、介護職員が医療的なことをどの程度理解しているのか、どのように伝えれば利用者にとって大切な情報を得ることができるのか、などを考えながら伝えることです。

　また、看護師も介護職員も（その他の職種も）お互いに、職種間の知識・考え方に違いがあることを認識し、相手が自分に伝えようとしている意図や内容を正確に受け止めることができているかを自問する姿勢、そして疑問に思ったときには遠慮や敬遠をせずに質問したり相談し合う関係をつくることが大切です。その意味で、相談窓口の担当看護師を決めること、介護と看護のカンファレンスや学習会を定期的に開催する必要があります。

②介護職員のリーダーが先回りして相談する

　ナースケアでは、オペレーター役をする立場の介護福祉士が介護職員のリーダーとして大きな役割を担っています。例えば、訪問した介護職員が、利用者の様子がいつもと違うと感じたとき、看護師に連絡をする人もいれば、何も情報収集をしないままで電話をかける人もいます。介護職員のリーダーは、利用者宅で起こり得ることを予測して、その日、訪問する介護職員に前もって利用者の状態やケアのポイントを伝えたり、看護師に相談しておく必要があります。

　リーダーは個々の介護職員の経験や力量をみて、このスタッフにはここまでするように伝えておく、この人には任せようといった判断をしています。リーダーが先回りして対応を考えておくことで、利用者宅を訪問した介護職員はすぐに対処できます。また、「この利用者は、あの看護師がよく知っているから相談しよう」といった対応もしています。

2）ケアへの不安とリスクを減らすために
　　同行訪問を繰り返し行う

　胃ろうチューブ・気管カニューレ・膀胱留置カテーテルなどの医療機器を見たことがない介護職員の場合は、看護師から事前に説明を聞いていても、なかなか理解できず、その利用者へのサービスは、とても不安で尻込みしてしまいます。ケアの手技を覚えるのも時間がかかるので、何度も看護師が同行訪問をして医療機器の取り扱いを見せながら、機能や注意点を伝える必要があります。機器の種類や形状が変更となった場合も、看護師がその違いを説明して、ケアを安全に安心して継続できるようにしています。

3）個々の利用者の訪問時間・内容を
　　全体のスケジュールの中で調整する

　訪問するスタッフ間で、ケアの得手不得手に違いがあり、調理にかかる時間やオムツ交換の手際のよさなど異なることがあります。実際には、手際がよくても乱暴だったり、時間がかかっても安全に丁寧なケアをしている場面もあるはずですが、特に定期巡回サービスでは、1回の訪問時間が短いため、ケアに時間がかかれば利用者に負担をかけてしまうし、場合によってはクレームにつながります。予定よりも訪問時間がかかってしまうと、次の利用者宅に急いで向かおうとして交通事故につながる可能性も出てきます。

　ナースケアでは、時間にゆとりのある訪問時に、調理の得意なスタッフがまとめてごはんを炊き、おかずをつくって冷凍しておき、調理の不得手なスタッフは訪問時にレンジで温めるだけで食事の準備ができるようにしています。オムツ交換も人によって手際のよさが異なるため、効率よく行っているスタッフと同行訪問して準備や手順を学ぶ機会をつくるなど、個々の利用者のケア内容とスタッフの力量、全体の訪問スケジュールを考慮して、訪問時間や内容を調整しています。

4）1つの事業所で抱え込まず他事業所と連携する

　認知症や精神障がいのある利用者が内服薬を間違えて飲んでしまう危険性

があるので、その予防のために事業所で残薬を預かることがあります。しかし、複数の利用者の薬を預かってしまうと、その処理が煩雑で混乱する可能性があります。そこで、ナースケアでは薬を預かるのをやめて、調剤薬局に訪問薬剤管理を依頼しました。利用者へのよりよい服薬支援のために、1事業所で抱え込まず、薬局・薬剤師などを含め、地域の多職種で考える体制をつくったのです。

5) スタッフが夜間も安全に働ける環境をつくる

定期巡回サービスでは、深夜に看護師や介護職員が事務所を出入りするので、いつ外出していて事務所が不在になるのかが他者にわかってしまう恐れがあります。そのため、事業所のスタッフが昼夜問わず安全に働くことができるように、ナースケアの高知市東部の事務所は大通り沿いの建物で、1階が24時間営業のお弁当屋さんの2階で人の目につきやすい、明るい場所を選びました。

報酬上の限界はあると思いますが、定期巡回サービスの夜間業務については常に2人体制ができるとよいのではないでしょうか。夜間に初めて訪問する場合でも、2人で訪問できれば看護師・介護職員ともに気持ちの余裕を持つことができ、それは医療事故やケア事故の予防にもつながります。ナースケアでは、常に看護師・介護職員の2人体制で夜勤をしており、そのメリットを実感しています。

6) リスクを減らすためのその他の対策

①コール端末の作動確認

定期巡回サービスでは、利用者宅に常時オペレーターにつながるコール端末を置いています。設置したときと、その後も、利用者の練習を兼ねて定期的に(月1回)作動確認を実施します。事前に練習予定の時間を事業所内で伝えておき、実際に利用者にコール端末のストラップを引っぱってもらい、オペレーターや看護師につながることを確認しています。同様に、他の種類のコールや障がい者用に特別に設置した電話機などでは、定期的な作動確認を支援計画に入れておくとよいでしょう。

②安全運転教習の受講と給油の取り決め

　自動車で移動をするナースケアでは、スタッフに1年に1回教習所で安全運転教習を受けてもらっています。また、複数のスタッフが利用する車では、ガソリンが半分になったら満タンにしておくというルールを決めています。このように移動手段に合わせて、安全な操作方法やトラブルを未然に防ぐ対策を考える必要があります。

③情報共有のためのシステムの活用

　ナースケアでは、事業所の外でもタブレットなどから必要な情報を安全に閲覧できるシステムの活用を検討しています。紙媒体はもちろん、電子データでも事業所の規模が拡大するにつれて、複数の書類の作成や情報更新の煩雑さから入力ミスなど誤った情報が事故を引き起こすといった危険性をはらんでいます。個人情報保護や簡便性などを考慮して効率のよい安全な情報共有のシステムを検討することが大切です。

定期巡回サービスに特有なリスク

　最後に、ナースケアで起こった事故や行っている予防策・対応策をふまえて、事故やヒヤリハットにつながるリスク(要因・誘因)について、定期巡回サービスに特有なものを考えてみます。

1) スタッフの経験や教育背景による現場での判断の違い

　介護職員は資格も経験も、看護師以上にさまざまであり、利用者の体調変化時などの対応がスタッフによって大きく異なる状況があります。例えば、平熱35度台の利用者が37度だったとき、Aヘルパーは、その場で水分を飲んでもらい、予定外でも1時間後にまた訪問し、看護師にも報告しておく、という対応をとりました。しかし、同じような状況で訪問したBヘルパーは、37度だからたいしたことないと判断して、特別な対応をせずに、通常通りの4時間後に2回目の訪問をし、グッタリしている利用者を発見しました。このように利用者の状態の判断と対応の違いがリスクとなります。

2）大規模・24時間体制による情報共有の困難さ

　定期巡回サービスの事業所は、夜勤体制のシフトのため、すべてのスタッフが日勤帯に集うことができません。そのため、スタッフ全体で情報共有したり、意見交換をすることが難しい状況にあります。

　例えば、ある利用者について検討したいときに、誰と話し合えばよいかわかりにくく、訪問頻度の高いスタッフ間で話し合って決めても、話し合いに参加していなかったスタッフは別の意見を持っていることが後にわかるということもあります。意思の疎通が欠けると"サービスの標準化"ができず、リスクが事故やクレームにつながることを予防できなくなります。

3）即対応できる体制の必要性・利便性と詳細な情報がわからないまま訪問する危険性

　看護師と介護職員で夜勤体制をとり、退院時の受け入れもすぐに対応できる半面、訪問するスタッフを限定できないため、訪問したことがないまま、夜間に訪問をする状況が生まれます。日中の訪問であれば、利用者宅の玄関まわりも室内も十分明るく、ケアの際に音をたてることへの気遣いも少なくて済みますが、夜間の訪問では、できるだけ音を立てないように、必要以上に明るくしないようにという配慮が必要です。そのため、訪問する看護師や介護職員が緊張したり、ケアをしづらい環境の場合があります。

　さらに、利用者宅の室内の配置や物品の使用上の注意点などの情報を、書面のみで伝達することには限界があります。新規の利用者では、退院してすぐに初回訪問があり、その日の夜から定期訪問となることもあり、夜間の訪問を想定した情報収集と伝達方法の工夫が必要です。

＊

　定期巡回サービスは、事業所内のスタッフの職種や勤務時間帯が異なるという背景があり、情報共有や意見交換をするためには、その内容や方法を吟味し工夫することが必要です。特に、事故の対応策や予防策を立てる際に、多職種で実行可能な対策を検討することと、それを事業所内で周知する仕組みを同時に考えることは重要といえるでしょう。

看護小規模多機能型居宅介護におけるリスクマネジメント

1）看護小規模多機能型居宅介護とは

　看護小規模多機能型居宅介護は、2012年度介護報酬改定で「訪問看護」と「小規模多機能型居宅介護」を組み合わせて提供する"複合型サービス"として創設され、2015年度介護報酬改定で、よりサービス内容をわかりやすくするために"看護小規模多機能型居宅介護"（以下：看多機）に名称が変わったサービスです。2015年10月末には全国47都道府県に250事業所が指定を受け、運営しています。

　看多機はもともと公益社団法人日本看護協会が提案したサービスで、24時間365日、通い・泊まり・訪問看護・訪問介護の4つのサービスを1つの事業所が提供します。利用者や家族の状態に即応する形で柔軟にサービスを組み合わせることができるので、利用者の状態の変化による急な泊まりの受け入れや、夜間の突然の訪問看護・訪問介護などにも対応します。

　ここでは、東京都足立区を中心に10カ所の訪問看護ステーションと2つ

表｜「まいほーむ北千住」の概要　（2016年9月10日現在）

[スタッフ数]
　看護師　常勤16人・非常勤9人＋5人（夜勤専門）
　介護職員　常勤5人・非常勤7人／介護支援専門員　常勤1人（介護職員兼任）
[利用者数]26人（通い定員18人／泊まり定員6人）
　要介護1[2人]／要介護2[2人]／要介護3[7人]／
　要介護4[7人]／要介護5[8人]
[開設日]2013年3月1日
[所在地等]〒120-0036 東京都足立区千住仲町14-4 2F
　　　　　TEL 03-5284-5301／FAX 03-3882-8581
　　　　　http://myhomekitasenju.kenwa.or.jp/

の看多機を運営している医療法人財団健和会の訪問看護ステーション統括所長・小菅紀子さんに、「看護小規模多機能型居宅介護まいほーむ北千住」(以下：まいほーむ北千住)でのケアがどのように行われ、リスクマネジメントとしてどのようなことに留意し、どのような対策をとっているかを述べていただきました。

まいほーむ北千住では、2013年3月に看護小規模多機能型居宅介護を開始しました。2016年9月現在、常勤看護職員は16人、非常勤と夜勤専門の看護職が14人、介護職員が常勤・非常勤合わせて12人で、利用者は26人です。

2) 看護小規模多機能型居宅介護で実現できていること

○看護と介護の連携が促進される

訪問看護は毎日、自宅に行けるわけではないので、どうしても"点"としてのかかわりになりますが、看多機での利用者は1日の生活を"線"で捉えることができます。そういう中で、介護職の仕事についても、今まで理解していたつもりでいたことが実はしていなかったということが、看多機に取り組んであらためてわかりました。

例えば"言葉"です。同じような言葉ですが、看護職と介護職の価値観の違いから来る"意味合い"の違いがあります。「お通じが出る」にしても、介護職は"出る"(＋・－)と表現し、看護職は"出た量・形・時間・腹部の状況・食欲"等を意識します。看護職が介護職にこれらを質問することで、介護職の観察視点も増えます。

また、"通い"のときの様子や夜間(泊まっているとき)の状況も介護職を通してタイムリーに知ることができ、看多機で介護職と一緒に仕事をするようになって「看護師の視点」をすごく意識するようになってきました。その結果、看護と介護の連携がより深くなってきたように思います。

○訪問看護師の育成に多大な効果がある

利用者の"1日の生活"を知ることは、「この利用者に本当に必要なことは何か？」を理解するのにとても役立ちます。やはり、訪問看護は1日のうちの1時間くらい利用者と接するだけですが、看多機は"通い"や"泊まり"でもっと

長い時間、利用者とかかわることができます。そして、利用者同士のかかわりの中から、自宅で1人だけでいる利用者では見えなかった新たな気づきを得ることもできます。

　訪問看護の利用者は介護度が高い人が多く、なんらかの疾患を抱えています。その「病気を持ちながら生活している」ことをイメージできるかどうかは、在宅での看護がうまくできるかどうかの大きな要素です。看多機では、それをイメージしやすいのです。「この人は車いすにどのくらいの時間座っていられるのだろうか」とか「どの程度の頻度で吸引をすれば、安定した状態がどれくらい続くのだろうか」など"時間軸"でみることができるからです。これは看多機の大きなメリットといえます。このような経験を積むことによって、訪問看護で在宅にうかがったときの"アセスメントの範囲"がぐっと広がります。つまり、訪問看護師の育成に大きな効果がある。そして、その利用者個人のリスクマネジメントにも役立つと実感しています。

事故の予防策として実施していること

　まいほーむ北千住での実際の事故例を表に示しました。これらを予防するために行っていることを参考に、看多機において、事故の予防・早期発見す

表｜看護小規模多機能型居宅介護の事故・ヒヤリハット

- スタッフに無断で「外出」してしまう
- ベッドから転落して、ベッドのそばでしりもちをついていた
- 昼食の準備中に生のシメジを食べていた
- 食前に飲む指示の薬を飲み忘れた
- おやつを欲しそうにしていたのを見ていたにもかかわらず食べられた
- "通い"のとき膀胱洗浄などの指示された処置をし忘れた
- 車いすのフットレストを外し忘れた
- 自宅訪問のときに、別の利用者の家の鍵を持ってきてしまった
- "通い"に行くための「迎えが来ない」と家族から連絡があった
- すでに帰宅した利用者のタオルが風呂場に残ったままだった
- ボランティアで手伝ってもらっている人が、利用者から未開封のお茶をいただいてしまった

るために必要なことを整理します。

1）介護職員の「言いやすい雰囲気」を看護師がつくる

①"優しく控えめ"の傾向が強い介護職員を理解する

　私たち看護師は、ときどき医師に対して「威圧的だなあ」と思ってしまうことがあります。それと同じように看護師に対して介護職員は、とてもそういう意識が強いと感じます。優秀な看護師ほど「指導」と称して、介護職員にいろいろ言うことがあるけれど、それは介護職員にとっては、時として小言にしか聞こえません。「ああ、また言われちゃった」となってしまうことが多いのです。

　介護職員には男性も多いのですが、特に若い気の優しい男性介護職員に、びしびし言ってしまう訪問看護師……。きっと多くのところで、このような構図があると思います。まず、介護職員は、そういう"優しく控えめ"の人が多いのだということを看護師は十分理解して、チームとしてフラットな関係性を構築することです。

②リスクマネジメントのベースになるのは「雰囲気づくり」

　前述しましたが、看護と介護では"言葉"が違うことがあるため、さまざまなことに対して、より詳しく報告してもらうことが大切です。例えば「この方、いつもはまっすぐに座っていることができるのに、今日はちょっと斜めになっちゃうみたいです」という観察ができるのは、やはり介護職員です。だから、そういうことをしっかり報告してもらえる、話しやすい「雰囲気づくり」に看護師が積極的に取り組むことです。

　そういう話しやすさがあると、リスクにつながるような小さな危険についても介護職員が素直に報告してくれるので、大きなリスクになる前に対処し、解決することができると思います。

2）"地域全体でのリスクマネジメント"へと発展させる

　看多機の利用者には認知症の人も多いので、無断外出をしてどこかに行ってしまうことがあります。そういうときは、もう大捜索です。地域には認知

症の人の見守りネットワークができていますから、「こういう人がいたらご連絡ください」というファックスを流します。今まで、訪問看護ステーションにグループホームなどの施設から、このような知らせが来て受け取ったこともありましたが、流すほうになって最初はとまどいました。看多機は訪問看護ステーション以上に「地域と密接につながるサービス」なのだと思いました。

そういう中で、これからは「自分の事業所だけでのリスクマネジメント」ではなく、"地域"で考えていかなければならない、と強く思うようになりました。看多機は地域密着型サービスですから、各自治体（市区町村）によってルールや法令解釈、それに対しての取り組み方も違います。問い合わせ・確認をすることしばしばです。自治体の担当部署とよい関係をつくっておくことも大事なリスクマネジメントです。

ここでいえば足立区ですが、運営推進会議などで行政や地域の皆さん、ご家族と話し合うことで、運営上の困りごとを解決できることも多く、自治体の関係者は欠かせない強い味方です。訪問看護ステーションの運営をしているだけのときとは随分違うなあと実感しています。

今、訪問看護師には、自宅だけに訪問するのではなく、併設する看多機・グループホーム・特別養護老人ホーム・サービス付き高齢者向け住宅（サ高住）・デイサービスなど、あらゆる介護事業所に「訪問」することが求められています。一事業所としてのリスクマネジメントにとどまることなく、視野を広げて"地域全体でのリスクマネジメント"の構築にかかわり、発展させていくことも看多機運営を通して、必要なことだ思っています。

看護小規模多機能型居宅介護に特有なリスク

最後に、まいほーむ北千住で起こった事故や行っている予防策・対応策をふまえて、事故やヒヤリハットにつながるリスク（要因・誘因）について、看多機に特有なものを考えてみます。

1）送迎の際の「車両事故」

看多機には送迎がありますから、訪問看護で普段使用しているような小さ

な車両ではなく、ミニバンのような大きな車両を使用します。そして、足立区は道が狭いところが多いため、大きな事故はありませんが、ちょっとした車両事故がかなり頻発に起こります。

　これに対しては、運転技術講習を受講してもらったり、一時的に運転専門業者に委託したりしています。訪問時の駐車スペースも問題なので、電動自転車も併用するなど工夫をしていますが、全く事故がなくなるということはなく、頭の痛い問題です。

2) 利用者が1つの場所に集まることによる「感染症」

　自宅にうかがう訪問看護と違って、看多機は"施設"ですから、特別養護老人ホームなどの介護施設と同様に、インフルエンザやノロウイルス、そして疥癬などの感染対策がけっこう大変です。流行が始まる前に、予防のお知らせをし、登録利用者に実際に罹患者が出た場合は、速やかに計画変更をして"通い"から"訪問"に切り替えるなど対応しています。しかし要介護度が高く、高齢者の多い看多機では、例えばインフルエンザなどで、症状が悪化して救急搬送の末にお亡くなりになってしまうケースもあります。主治医や家族との連絡を密にとり、早期対応が大切です。

　また、流行の状況や、感染症の種類によって、自治体・保健所への報告・届け出も行い、地域での感染拡大予防に務めなければなりません。これは訪問看護では経験することが少ないリスクですから、まずは感染症を発生させないためにどうすればよいか、施設での対策などの情報を聞いて対処するようにしています。

3) 特に"泊まり"で多い「転倒」「転落」

　これも自宅にうかがう訪問看護ではあまり出会わないリスクです。"通い"よりも"泊まり"のときに多い傾向にあります。このようなアクシデントが発生したときには、朝のミーティングで、スタッフ全員で共有して、どのようなことに注意すれば発生しないのかを共通理解するように務めています。

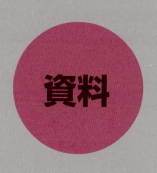

資料

事故対策・予防対策マニュアル

　ここで紹介するマニュアルは、各現場でのマニュアル作成に当たっての参考となるよう、主なマニュアル例として、『在宅ケアにおけるリスクマネジメントマニュアル』で紹介したものを、現状に合わせて修正を加えたものです。

　なお、日本看護協会出版会「編集部のページ」（http://jnapcdc.com/）の検索窓で「リスクマネジメント」と入力すると、ワード形式のマニュアルデータがダウンロードできるページが出てきます。各事業所独自のマニュアルを作成するときにご利用ください。

事故対策 1　交通事故への対応

●生命救済・治療を最優先に行動

　被害者の生命救済を最優先に行動すること。管理責任者はこのことを普段から、ミーティングなどを通じて職員に徹底しておきましょう。

●小さな事故でも事故証明書を必ず発行してもらう

　どんな小さな交通事故でも、警察へきちんと届け、必ず「事故証明書」をもらうことが肝心です。たとえ、ぶつかった相手が「修理・補修は全部自分でやるから」とか「たいしたことないし、面倒だから」と言ったとしても、後になって高額の請求が来ることもあります。また、訪問途中で駐車中、いたずらでドアミラーを割られた場合、事故証明書がないと、修理費用は結局、事業所からの持ち出しとなります。

　警察への届けは、「事故があった」と届け出るだけではなく、事故証明書をもらって初めて意味があることを忘れずに。

●管理責任者がその日のうちに相手方へ

　当事者ではなく管理責任者が、その日のうちに相手方に出向くことは、事後対応の一番のポイントです。相手先で何を言うべきか、何を持っていくのかは二の次。まず誠意を見せることが肝心です。また、事故後は相手方だけではなく、当事者スタッフのフォローも重要です。

　なお、訪問担当者の中には、親しくなった訪問先の利用者を訪問車輌に乗せて病院の外来に連れていってあげる、といったこともあるようですが、これは万一事故が起こった場合、その後の対応が複雑となります。事業所として責任が負えなくなることもあるので禁止したほうがよいでしょう。

●自転車事故も軽視をしない！

　二輪の場合、すぐに転倒してしまうので、本書の表紙イラストにあるように、かごの中に入れてあった利用者情報等の資料が路上に散らばってしまうこともあります。十分に注意しなければいけません。

◎連絡先は個人ではなくステーション名を！

交通事故への対応

1. 相手・スタッフの生命救済・治療優先
2. 事故の程度の判断　①人身事故　②器物破損　③なし
3. 警察への連絡　　　必ず事故証明書をとる
　　　　　　　　　　相手がある場合どんな小さな事故でも必ず
4. 管理責任者への連絡
5. 保険（自転車・自動車）に関係するときは、保険会社の担当者に連絡
6. その他の賠償責任保険に関係するときは、管理責任者を通して会社に連絡
7. 相手・スタッフのフォローをきちんとする
8. 事故報告書を作成

対応の流れ

直後に事故の程度の判断

- ①人身事故　②器物破損　③なし
- ☎119、110
- （あいまいでわからないときには管理責任者に連絡）

直後に連絡・対応

- 医療機関で検査・治療
- 事故証明書（警察に連絡）
- 管理責任者に連絡
- 保険会社担当者に連絡
- 相手の連絡先・保険会社を確認しておく

・経過観察
・必要時挨拶に行く
・相手の連絡先を聞く
・事故報告書を作成
・管理責任者へ報告

後日の対応

- 保険が関係する場合は、保険会社の担当者の指示に従う
  - ・医療費の負担（自賠責か労災かその他か）
  - ・自動車・自転車の修理代の負担・修理場所
  - ・塀や備品の修理代の負担
- 相手方に挨拶・面会・（謝罪）
  - ・責任関係がはっきりしないときは、謝罪をしない
  - ・管理責任者自らが、必要時に"必要なもの"を持っていく
  - ・お金の交渉は、保険会社同士で行う旨を伝える
- 当事者スタッフのフォロー
  - ・落ち込まないように、落ち着くように
  - ・事故報告書を一緒に作成

連絡先	●管理責任者 ●保険会社

事故対策 2 利用者・家族に身体的影響を与えた場合

●生命救済・治療を最優先に行動

まずは、被害者の生命救済を最優先に行動することです。特に医療事故は、生命の危機に直結するので、「どの程度の事故（レベル）なのかを判断すること」が重要です。

比較的軽度な事故と思っても、利用者あるいはその家族との"意識の差"で、後日、訪問担当者あるいは事業所が訴えられることもありますから、行動で示すことが重要です。

●速やかに関係者へ報告と手配

在宅ケアでは、一般に訪問担当者が1人で医療処置をしたり、ケアをするのが特徴です。事故発生の際は「緊急度および治療の必要度」を判断はしますが、「これは1人で対処できない」とか「わからない」と少しでも疑問に思うようなことがあったら、速やかに管理責任者や主治医などへ現状報告をするよう周知徹底しておきましょう。

●謝罪と誠意ある対応を

起こったときは、管理責任者自らが相手方に出向き、謝罪と誠意ある対応に努めます。責任関係がはっきりしないときも誠意ある対応に努め、問題がこじれないようにすることが大切です。

一方で、医療事故（ケア事故も含めて）では、利用者が事故をリカバリーするために要した費用を誰が払うのか、といったことも、しばしば大きな問題になります。「医療費をどこまで負担するのか（例えば、入院処置となった場合、入院費の自己負担分を誰が払うのか）」ということも、管理責任者はリスクマネジメントとしてあらかじめ考えておく必要があります。

●二度と起こさないように

医療ニーズの高い利用者が増えています。自信がない行為については、"たぶんできるだろう"とか、"高度な医療を頑張って行う"ことは絶対にしてはいけません。

また、個人の問題とせず、ステーションの問題として「二度と起こさない」ように見直しを図ることが大切です。

医療事故・ケア事故への対応

1. **まず、どの程度の事故（レベル）なのかを判断する**

    ①生命の危機（意識なし、呼吸なしなど）かどうか
    ②即、入院治療が必要な程度の事故（レベル）かどうか
    ③往診・外来受診による検査・治療が必要な程度の事故（レベル）かどうか
    ④経過観察でよいかどうか

2. **その後は、以下のような手順で対応する**

対応の流れ

緊急度・治療の必要度を判断する

- ①生命の危機　②入院治療　③往診・外来受診　④経過観察

判断が難しいときは、主治医または連携医師または管理責任者に相談する！

↓

主治医などに報告

- 主治医または連携医師と管理責任者に連絡・状況説明
- 医師の指示を受ける

↓

利用者への必要な対応を行う

- 入院の手配　　　外来受診の手配
- 入院・外来受診先の指示受け
- 移送手段の選択
- 必要物品の準備
- （必要時）同乗・同行

↓

その後の連絡・対応を行う

- 管理責任者・主治医に連絡・相談
    - 治療費の負担
      （訪問看護事業者総合補償制度など、または事業者負担または医療保険）
- 相手方に挨拶・面会・（謝罪）
    - 管理責任者自らが、必要時"必要なもの"を誠意をもって持っていく
    - お金の交渉は、とりあえずしない
- 当事者スタッフのフォロー
    - 落ち込まないように、落ち着くように
    - 報告書を一緒に作成

事故対策 3 スタッフが事故にあった場合

●生命救済・治療を最優先に行動

　まずは、スタッフの生命救済を最優先に行動することです。管理責任者にとって、利用者同様、スタッフの生命・安全を確保することは重要な任務であることを認識しておきましょう。

　交通事故など両者（相手方およびスタッフ）が被害者となるようなケースでは、管理責任者は"双方の生命保全を確保する"という視点で対応しなければなりません。一見、軽傷に見える場合も受診させ、きちんと検査し、必要な治療を受けさせます。

●治療費や休暇中の経済的保障を考慮

　受診・検査後に休暇や軽減勤務が必要な場合は、医師から診断書をもらうよう指示します。その上で、勤務の配慮をしたり、労災扱いなのかなどを判断します。スタッフが安心して働ける環境を考えるのも管理責任者の務めです。勤務中や通勤途中の事故は、基本的に労災対象として認められます。

●当事者スタッフへの精神的サポート

　双方が被害者となる交通事故、あるいは医療事故・ケア事故の場合も含めて、事故の当事者スタッフは精神的にとても落ち込みます。そのスタッフをどうやってサポートするかもリスクマネジメントの大きなテーマです。

　当事者スタッフを職場全体で守る、皆で責任を分かち合う、そういう雰囲気があるかないかで、そのスタッフが今後、どう働けるかが左右されます。

　当事者スタッフが落ち込みすぎないように落ち着くようにサポートします。

●個人の問題とせず、ステーションの問題として

　ステーションの一スタッフが遭遇した事故という認識ではなく、"ステーションが遭遇した事故"と考えることが重要です。交通事故であっても同じです。そして、総合的な見直しをすることが、次の事故（当事者スタッフの事故再遭遇、あるいは別のスタッフの事故遭遇）を防ぐことにつながります。

スタッフに起こり得る事故

1. 交通事故によるケガなど
2. ケア中の事故（激痛を伴う転倒・腰痛など）
3. 針刺し　別項参照 170～177ページ
4. 結核感染　別項参照 178ページ
5. 疥癬感染　別項参照 180ページ
6. その他（ストーカー被害など）

それぞれの対応ポイント

1.2. 交通事故・ケア中の事故

①受診してきちんと検査を受け、必要な治療を受ける
②休暇や軽減勤務が必要な場合は、主治医より診断書をもらう
・診断書に基づいて勤務の配慮をする
③治療費や休暇中の経済的保障の対応を相談する
・労災対象かどうかを検討する
※基本的には、勤務中・通勤途中の事故は労災対象の可能性あり

3. 針刺し

注射・点滴後の針を誤って自分の皮膚に刺してしまった場合は
別項の要領で対応する
→別項参照 170～177ページ

4. 結核感染

①職場の健康管理と定期健診の実施
②異変に気がついたら、別項の要領で対応する
→別項参照 178ページ

5. 疥癬感染

利用者に疥癬という診断がついた場合は、別項の要領で対応する
→別項参照 180ページ

6. その他（ストーカー被害など）

●ストーカー被害
①夜間、定期的に巡回訪問する場合は、ヘルパーと看護師の2人で訪問する
②防犯ブザーを持ち歩き、周囲に配慮して行動する

事故対策 4 針刺し（基本）

●生命救済・治療を最優先に行動

　当事者スタッフの生命救済を最優先に行動すること。針刺しが起こったら絶対に放置せず、

「ただちに流水で洗い流す」

こと。まずは、危険を除外する行動を起こします。

　針刺しは、医療事故の中でも一番起きる可能性が高いリスクです。そして、ここでは、スタッフが針刺しに直面した場合を記述しますが、在宅での針刺しは、スタッフだけではなく、利用者の家族・介護者も当事者になり得るので、その点を含めたリスクマネジメントを考え、対応も決めて、マニュアル化しておいたほうがよいでしょう。

●利用者の血液検査情報を収集して安全確認

　緊急処置と管理責任者への報告は多くの事業所で行われていることかもしれませんが、本当に大切なことは「安全確認」をすることでしょう。事故後は利用者の血液情報を収集し、不明な点があれば採血をして検査を行い、スタッフあるいは家族・介護者への医療的処置が必要かどうかを確認します。その安全確認までが、針刺し後の"基本的な対応"となります。

●事前に利用者の血液情報をできるだけ収集しておく

　在宅の利用者の場合、事故直後に血液情報を入手するのに時間がかかったり、主治医との連絡が取りにくい場合が少なくないので、前もって検査をさせてもらうことも要検討です。そのときにはもちろん、主治医・利用者・家族の同意を得た上で行います。

◎**手技の際は手袋をして！**

◎**緊急対応は HIV → HBV → HCV**

針刺し後の基本的な対応

●直後の対応（利用者宅でただちに）
1. 傷口より血液をしぼり出し、流水で洗い流す
2. ただちに管理責任者に報告、責任医師（　　　　）に連絡する
3. 当事者スタッフ、利用者の血液情報を確認（1年以内の検査結果は有効）
   または
   利用者に血液検査を実施することの同意を得る（※事前の同意書必要）

●事後の対応（後日、行った検査結果についての取り扱い）
1. 利用者の血液検査の結果を責任医師が確認し、
   当事者スタッフと管理責任者に必要な対応を指示する
2. 責任医師または管理責任者から、利用者の主治医に検査結果を報告

利用者の血液検査

1. 下記について利用者の血液情報を入手する
   　　HBs抗原　　HCV抗体　　HIV抗体　各々について
2. 1.のうち、どれか1つでも不明なものがあれば利用者の採血をして
   検査を実施する

   ※利用者に説明し、承諾書にサインをもらうこと ← 主治医と被事故者の責任で

   ### 検査項目と方法
   HBs抗原・・・迅速測定キット使用 ┐
   HIV抗体・・・迅速測定キット使用 ┘ いずれも15分で判定可
   HCV抗体・・・通常の検体検査

   ※利用者の検査費用は事業所負担。職員は労災で負担

   > 利用者の血液情報の入手、採血までを、針刺し発生後30分以内を目標に行うこと！

   ### 利用者の血液情報とマニュアル対応早見表
   利用者が
   ◎ HIV抗体（＋）なら…「HIV感染の可能性あり」へ（172ページ）
   ◎ HBs抗原（＋）なら…「B型肝炎感染の可能性あり」へ（174ページ）
   ◎ HCV抗体（＋）なら…「C型肝炎感染の可能性あり」へ（176ページ）
   ◎ いずれも（－）なら…とりあえずスタッフの採血のみ実施

5 針刺し（HIV感染の可能性がある場合）

事故対策

●生命救済・治療を最優先に行動

当事者（スタッフあるいは利用者、家族・介護者）の生命救済を最優先に行動すること。「ただちに流水で洗い流す」こと。危険を除外する行動を起こします。

●緊張感を持って対策を

B型肝炎、C型肝炎への意識に比べ、HIVへの意識はあまり高くないのが実情です。しかし、在宅ケアの場面でもHIV感染者に遭遇することは決してまれではありません。医療機関では感染対策が日常的となっています。

利用者自身が抗体陽性に気づいていないということも考えられないことではありません。ですから在宅ケアにかかわる私たちも、厳しく緊張感を持って対策をしなければいけないでしょう。

●HIV血液検査をめぐる問題

○利用者の検査について

HIVについては、検査を受けること自体がとてもナーバスな状況です。検査結果が抗体陽性と判明した場合、利用者にどう知らせるかも慎重な対応が必要になります。

○15分以内に検査、2時間以内に予防服用……の壁

医療機関で使用されているHIV感染事故への対応マニュアルでは、「15分以内に検査をし、2時間以内に予防服用を開始、2回目の予防服用は8時間以内」とあります。

一方、ケアをする場所が個々に点在する在宅ケアで、このマニュアルを遵守しようとすると、職員1人ひとりが試薬を持たなければなりません。しかし試薬は高価で、有効期限の管理も考えた対策が必要となります。

○薬の服用は当事者スタッフの判断・意志で

予防薬の服用は副作用を伴います。内服するかどうかは当事者スタッフと十分話し合った上で決めるようにします。

針刺し直後の対応

1. 応急手当
傷口から血液をしぼり出し、流水で洗い流す

2. 管理責任者、提携医療機関に連絡
事故の状況、48時間以内の所在場所と連絡先を報告する

3. 血液情報把握
利用者・スタッフ双方について！

HIV感染の可能性がある場合の対応のポイントと流れ

利用者がHIV抗体陽性と判明している場合

- 当事者スタッフはただちに指定医療機関を受診（採血）する。また、できるだけ早期に予防服用をする。

（受診医療機関名）：
（電話番号）：＿＿＿＿＿＿＿＿＿＿＿＿＿＿＿＿＿＿

①責任医師に連絡し、当事者スタッフへ説明してもらう
②担当病院に連絡し、ただちに来院
③被事故者が女性の場合、妊娠反応（尿検査）を行う
　（ただし、妊娠の可能性がまったくない場合は省略してもよい）
④抗HIV薬の予防服用について決定する
　・服用する場合の承諾書
　・服用拒否に関する承諾書
⑤抗HIV薬の予防服用を開始する
　開始の場合は、できるだけ早く服用を始める（事故から2時間以内）
⑥2回目の服用は、8時間以内
　※以後の服用は、責任医師と相談した上で
⑦利用者へのインフォームド・コンセントを責任医師が行う（同意書）
⑧スタッフへの対応はすべて労災扱い

※ 利用者の情報が不明な場合の血液検査の実施については、よく協議して対応を検討する。

事故対策 6 針刺し（B型肝炎感染の可能性がある場合）

●生命救済・治療を最優先に行動

当事者（スタッフあるいは利用者、家族・介護者）の生命救済を最優先に行動すること。「ただちに流水で洗い流す」こと。危険を除外する行動を起こします。

●利用者・被事故者の抗原・抗体を明らかに！

針刺しが起きたら、利用者・当事者スタッフの血液検査を実施しますが、それはあくまで「血液情報を把握して安全確認をする」ことが目的です。

採血には、いずれも本人の了解が必要です。まず、既存の情報（カルテや看護記録等）から、できるだけ利用者の抗原・抗体の情報を集めるようにします。同時に、当事者スタッフについても確認します。そしてどちらか一方の情報でもわからなければ、ただちに採血の準備にとりかかります。

●事故後48時間以内に抗体接種

B型肝炎感染の可能性が判明した場合は、本人の選択によりますが、抗HBグロブリンを注射して防御しなければなりません。

B型肝炎は、すぐに対応すれば感染を予防できます。注射は原則、事故後48時間以内に実施します。速やかに対応するためにも、血液検査のことも含めて、常に対応してもらえる医療機関を決めておくことが必要です。

●ワクチン接種で感染予防対策

感染していないことが判明した場合も、今後の予防のためにB型肝炎ワクチン（HBワクチン）を注射することを検討します。

なお事故予防対策として、できれば訪問看護ステーション単位で、スタッフ全員に対してB型肝炎のワクチン接種を検討しましょう。

針刺し直後の対応

1. 応急手当
傷口から血液をしぼり出し、流水で洗い流す

2. 管理責任者、提携医療機関に連絡
事故の状況、48時間以内の所在場所と連絡先を報告する

3. 血液情報把握
利用者・スタッフ双方について！

B型肝炎感染の可能性がある場合の対応のポイントと流れ

血液情報が……

> 利用者：HBs抗原陰性なら
> スタッフ：HBs抗原・抗体のどちらかが陽性なら 　感染の危険性なし

● 利用者のHBs抗原・抗体が不明 → この場合は利用者の血液検査を実施

利用者がHBs抗原陽性の場合

● かつ当事者スタッフのHBs抗原・抗体が不明

迅速測定キットで検査

① 当事者スタッフがHBs抗原陽性もしくは抗体陽性のとき
新たなB型肝炎感染の可能性なし
定期にフォロー（年1回健診時）

② 当事者スタッフのHBs抗原陰性、抗体陰性のとき
B型肝炎感染の可能性あり

4. 感染の可能性が判明した場合

1. 抗HBs人免疫グロブリンを注射する
事故後、48時間以内に実施する

2. HBワクチンを注射する

※対応はすべて労災扱い

事故対策 7 針刺し（C型肝炎感染の可能性がある場合）

●生命救済・治療を最優先に行動

当事者（スタッフあるいは利用者、家族・介護者）の生命救済を最優先に行動すること。「ただちに流水で洗い流す」こと。危険を除外する行動を起こします。C型肝炎は、抗体などの対策が今のところ確立されていません。そのため、応急手当として「傷口から血液をしぼり出し、流水で洗い流すこと」は、最低限の対応と心得てください。

●肝機能検査の実施と費用負担

感染の可能性があることが判明したら、被事故者に肝機能生化学検査を実施します。いずれも検査費用は労災適用となります。原則、被事故者がスタッフの場合、利用者の検査費用は事業所が負担し、スタッフの検査費用は労災を申請することが可能です。被事故者が利用者家族の場合の対応についても決めておきます。

●直後の検査とフォローアップ

HIV、B型肝炎、C型肝炎いずれの検査も、事故直後に行うだけではなく、後日、定期的にフォローします。

●針刺しを起こさない、事前の情報集に力を尽くそう

病院などの医療機関なら、事故後の対応がすぐに可能ですが、在宅ケアにおいては、それもままなりません。それだけに針刺しの防止を徹底する必要があります。

スタッフの抗体検査は、定期の健康診断の際などを利用して行うことも検討します。

●家族に注意を促すことも重要

また、ケアに当たる家族に注意を促すこと（特に事前に抗体・抗原情報がわかっている場合）も重要です。

針刺し直後の対応

1. 応急手当
↓ 傷口から血液をしぼり出し、流水で洗い流す

2. 管理責任者、提携医療機関に連絡
↓ 事故の状況、48時間以内の所在場所と連絡先を報告する

3. 血液情報把握
　利用者・スタッフ双方について！

C型肝炎感染の可能性がある場合の対応のポイントと流れ

血液情報が……

> 利用者：HCV抗体陰性なら
> スタッフ：HCV抗原・抗体のどちらかが陽性なら　　感染の危険性なし

● 利用者のHCV抗原・抗体が不明　→　この場合は利用者の血液検査を実施

利用者がHCV抗体陽性の場合

● かつ当事者スタッフのHCV抗原・抗体が不明、あるいは抗体が陰性

　※今のところC型肝炎の予防対策はない

　当事者スタッフへの対応例：
　　① 1週間後、2週間後にHCV RNA検査を実施（キャリアかどうか）
　　② その後、定期的に1カ月、2カ月、3カ月、6カ月 に採血する

　※対応はすべて労災扱い

事故対策 8

結核

●結核は過去の病気ではない

　かつては国民病、亡国病と言われ、死者十数万人の死亡原因第1位だった結核。現在は生活水準の向上や医療の進歩により大きく改善されました。しかし、年間、全国で新規登録患者が2万人以上発生し、2000人以上が死亡するという、まだまだわが国最大の感染症の1つです。

　在宅ケアの現場でも、利用者が結核を発病していたという可能性はあるのですが、要介護状態で在宅療養が長期にわたる方は、X線検査を受ける機会も少なく、発見が遅れ、対応に苦慮することがあります。 結核の基本的知識と感染者が出たときの正しい対応法を理解しておくことが大切です。

●むやみに恐れない！ 対応は「排菌」の有無で分かれる

　まず重要なのは、「結核だから感染するは間違い」ということです。発病したら周囲に感染させるわけではありません。「排菌」をしていなければ、周囲への感染リスクはありません。また、排菌していても接触者が健康であればほとんど感染することはありません。

　さらに、「感染」と「発病」も異なります。感染しても発病に至るのは10人に1～2人、発病の多くは感染から2年以内と言われています。

●保健所に必ず届け出をして指導を受けること

　利用者にしろスタッフにしろ、結核患者が発生したら、「広げない対応」に努めます。具体的には、感染源の特定と2次感染予防ですが、責任機関は保健所になるので、必ず届け出をして、その指導に従って対応します。

　保健所の指導の下では、発症者が利用者にしろ職員にしろ、①初発患者の調査を行い、その者が排菌をしていたら②接触者についての健康診断が実施されます。

●最低限、スタッフは健康管理と定期健診を

　利用者についてはともかく、少なくともスタッフについては、①定期的な健康診断、②日頃から自己管理に努めるよう教育を徹底しましょう。そして気になる変化があった場合には、早めに管理責任者に連絡するように伝えておきます。

結核への対応

日本の結核の特徴

①若者の結核にも要注意→若い世代の集団感染が問題に

②働き盛り世代の発見が遅れがち

③外国人の割合が拡大している→開発途上国からの入国する者の結核が増えている

④感染者が高齢化

⑤地域格差がある→大都市部に集中している

⑥糖尿病患者の感染率が高い→感染すると命取りになる

スタッフに結核感染が疑われる場合の対応

結核感染の可能性を疑う状況
- ①利用者が「結核」と診断された場合
- ②スタッフに咳・痰・微熱などの症状がある場合

受　診 とにかく医療機関を受診すること

＜結核感染している場合＞
- ①医師から、次のような内容について指示・指導を受けること
  - 治療方法　● 入院の必要性の有無　● 安静度
  - 仕事の継続（訪問することと、事務所での仕事）
  - 休暇の必要性
- ②保健所への連絡の確認
  原則、受診した医療機関が行うと思われるが、管理責任者は意識して連絡確認をすること
- ③他の利用者・スタッフへの感染を防ぐ対策を立てること

利用者が結核の場合の対応

主治医の診断と治療方針に従うこと、基本は入院

- 利用者が結核の場合、主治医の診断と治療方針に従う。基本的に、その方は入院となることが多い
- 必ず保健所に届け出て、その指示に従う
- スタッフは自分に結核が感染してしまうのではないか、とむやみに恐れてはいけない。結核に感染していても排菌がなければ、他者への感染の危険はないことを知っておこう
- 主治医からきちんと情報を得る。利用者が退院後、適切に対応するためにも正確な情報を得る
  - 結核の程度　● 治療内容　● 排菌状況　● 安静度
  - 日常生活上の留意点について

事故対策 9

疥癬

●知識がないと見分けられない

　疥癬は、皮膚の角質層に寄生するダニの繁殖が原因のアレルギー反応で、全身の小丘疹（発赤）と瘙痒を主症状とする感染症です。臨床症状から、「通常の疥癬」と、全身の角質増殖や、頭部・顔・爪などにも発疹が認められる重症度の高い「角化型疥癬」に二分されます。いずれも知識がないと確実な診断や見分けはできません。

　そこで疥癬が疑われたら、①主治医に報告し、「皮膚科」受診を推奨してもらいます。同時に、②担当者が「他に持ち出さない」予防的対応をします。

●疥癬は必ず完治できる！

　「疥癬は必ず完治できる感染症」──まずこのことを強調しておきます。処置をきちんとすれば完治できますし、逆にやらなければいつまでたっても治りません。

●清潔を保つ

　診断が確定したら、利用者の入浴・着換え・シーツの交換は毎日行うのが原則となります。とにかく清潔を保つこと、これを徹底的かつ完璧にやることが、疥癬を完治させる一番の治療法です。

●治療の基本

　現在、保険適用となっている疥癬治療薬は、イオウ外用薬・フェノトリン・イベルメクチンのみです。クロタミトンは保険適用にはなっていませんが、有効な外用薬がないため頻用されています。

●2次感染の防止も配慮

　疥癬は必ず完治でき、確かに命に別状はありませんが、利用者にとってはQOLを著しく低下するものであることは間違いありません。そして、対策をきちんと講じなければ、あっという間にその不快な思いを他者へと拡大してしまう可能性があることに注意が必要です。そのことを何よりも考えて、疥癬が疑われる場合は早急に対応をはかり、訪問する順番を考慮するなど、他の利用者への感染拡大を阻止することが重要です。

疥癬への対応

疥癬対応の留意点

① 確定診断は皮膚科医に
② 「通常疥癬」と「角化型疥癬」があり、対応が異なる
③ 隔離や衣類・リネン・環境の殺虫は「角化型疥癬」のみで必要
④ 感染したからといって直ちに症状は出現しない。1～2カ月の潜伏期間がある
⑤ 発赤のない部位も含め、頭部以下の「全身への薬剤塗布」が必要。「角化型」では顔面や頭部も塗布する

疥癬が疑われたら

主治医に報告し、皮膚科受診を提案する

● スタッフは念のため、予防的対応（下記②）を実施する

疥癬と診断

①利用者・家族への対応
・主治医から診断と治療の説明をしてもらう
・療養上の指導
・清潔を保つ具体的対応を図る（下記）

②スタッフの対応
・ケアの際は、ディスポの予防衣・足袋・手袋・防止を着用する
・クロタミトン等を予防的に塗布
・訪問の順番を最後に調整する

③関係機関への対応
・利用者家族の承諾を得て関係機関へ連絡
・サービスに当たって指導・助言をする
・治癒したらその旨を連絡する

具体的対応のポイント

● 毎日、清拭か入浴、更衣、シーツ交換を行う
　・できれば布団干しをして風に当てる
● 頭部以外の全身に、医師から指示された軟膏を塗布する
● ケアの際は念のため、ディスポの予防衣・足袋・手袋を着用する
　・使用後はビニール袋に入れて一般ゴミで廃棄する
　・ケア担当スタッフのユニフォームは、別にして洗濯する
　・帰宅時は可能なら、ステーションでシャワー浴をし、自宅にも持ち帰らないように

事故対策 10

虐待

●さまざまな形の虐待がある

在宅ケアの現場では、家族が利用者を、あるいは介護者の利用者への虐待が問題となります。ただし、さまざまな形の虐待があり、実際にそれが虐待なのかどうか、見極めと対応が難しいことが少なくありません。

<虐待の種類>

①**身体的虐待**：殴る、蹴る、つねる、叩く、たばこの火を体に押しつけるなど。また、ベッドに縛りつけることや部屋などに鍵をかけて閉じ込めることなども含まれます。

②**心理的虐待**：怒鳴る、無視する、罵倒する、嘲笑するなど、言葉や態度で精神的な苦痛を与えることです。

③**ネグレクト**：食事や水分を提供しない、排泄介助をしない、寝たままで起こす介助をしない、必要な介護サービスを受けさせないなどです。

④**性的虐待**：本人が嫌がる性的な行為の強要などです。

⑤**経済的虐待**：本人の預貯金や不動産などの財産を勝手に使う、本人に金銭を渡さなかったりすることです。

●現場での見極め・対応の難しさがあるけれど

虐待かどうかの判断はとても難しい問題です。まずは訪問のときの記録に、ありのままの状況（身体状況、本人の言動など）を残すことが大切です。

当事者に自覚がない場合も多く、介護疲労などの積み重ねが影響していることもあります。

経済的な虐待の場合は、医療や介護サービス担当者では関与することが難しい場合も多く、行政に協力を申し出る必要があります。

●相談・通報の義務があることを心得て

私たちには、虐待の疑いが感じられたとき、または気がついたときは、通報の義務があることを心得ておかなくてはなりません。訪問看護ステーションなど介護保険制度下でサービスを提供する事業所には、ケア中に虐待に気がついた場合、行政の相談機関（地域包括支援センターなど）に相談・通報をする義務があります。

虐待への対応

虐待に関する対応のポイント

- **加害者も被害者**
  多くの場合、加害者も被害者である。介護疲れなどから虐待という行為になってしまっていることがある。そのことを理解し、両者への働きかけが必要となる。特に介護負担軽減を図ることを重視しよう

- **複数の担当者でかかわる**
  発見した場合、対応は1人では行わず、他職種や専門家と複数でかかわることが大切。相談・通報することにより、行政も一緒にかかわって対応することができる

- **法律を理解**
  「高齢者虐待防止法」が2006年に施行された。また、認知症で身寄りのない人の場合など「成年後見人制度」を活用することも必要。関連する法律に基づいた判断・対応が重要となる

虐待が疑われたら

- **疑わしいときは、まずは相談！**

連絡先	保健福祉センター
	電話番号：　　　　　　　　　担当者氏名：

連絡先	地域包括支援センター／在宅介護支援センター
	電話番号：　　　　　　　　　担当者氏名：

発見以降の流れの例

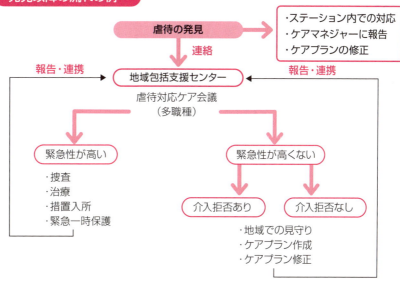

事故対策 11 盗難・紛失・情報漏洩・破損事故

●多様な事故に遭遇するという心がまえを

　訪問看護ステーションが盗難にあった、訪問先への道すがら盗難にあった、カルテを紛失してしまった、あるいは訪問宅で入浴介助をしていたら蛇口が壊れてしまったなど、とにかく在宅ケアにかかわる事故は、病院や施設より多様なのが特徴です。

　管理責任者も現場担当者も、そのことを心得ておいてください。

盗難・紛失・情報漏洩・破損事故

さまざまな事故については、次のように対応する

利用者に被害が及ぶ事故

備品破損、個人情報漏洩など

- こちらが原因で相手に被害を与えてしまった場合
  →全面的にこちらの負担で補償する
  ＜例＞
  ・利用者宅の鍵の紛失……鍵を変更し、その料金は事業所で負担
  ・カルテ紛失……その旨を利用者にお伝えし、謝罪する
  ・車いすの破損……可能ならば保険で修理
- 原因がはっきりしない場合は、利用者・家族との話し合いをする

スタッフ・ステーションが被害に遭う事故

盗難、備品破損・紛失など

- ステーションへの泥棒・自転車の盗難など→警察に被害届を出す
- その他の盗難は臨機応変に
- ステーションの備品の破損・紛失の場合は、管理責任者に報告書を提出する

連絡先	警察署	
	電話番号：	担当者氏名：

連絡先	警備会社	
	電話番号：	担当者氏名：

事故対策 12

その他（自殺・不審死・セクハラなど）

●当事者のショックをフォロー、行政などに相談も

利用者の自殺や不審死などは、訪問したスタッフのショックも大きく、パニック状態になることもあります。そのためにも、管理者が対応・指示できるようにマニュアルを用意しておきます。また、居室という密室では、セクシャルハラスメント（セクハラ）へどう対応するかも難しいことがあります。問題の解決として、行政の窓口などに相談することも1つの方法です。

自殺・不審死・セクハラなど

多様な事故に遭遇することがあるので心得ておく

利用者の自殺

＜例＞ 日中独居の方のところにいつもの通り訪問したところ、部屋で首をつって死亡していた

対応
1. 110番または119番に連絡
2. 事業所の管理責任者に連絡
3. 主治医に連絡
4. 家族に連絡
5. ケアマネジャーなど関連機関に連絡
6. 自殺の原因などについて関係者と話し合い、次の教訓を引き出す努力をする

利用者の不審死

＜例＞ 利用者の家族から、「朝は元気だったのに、家に帰ってみたら台所で死んでいるんです。すぐ来てください！」と電話があった

対応
- 主治医に連絡
  - ・110番に連絡するかどうかも判断してもらう
  - ・病死などの判断を医師にしてもらう
- その指示に従う
- 遺体にはさわらないこと

セクハラなど

＜例＞ 訪問している利用者の家族がスタッフにセクハラをしているようだ
＜例＞ 利用者の孫が不登校でヘルパーに暴力を振るう。放置していいだろうか

対応
- 一概には何とも言えず、状況によりケースバイケース
- ヘルパー事業所の上司に相談することや、解決の道筋が見えないときには、行政に相談することも1つの方法である
- 放置せず解決するように対策を立てることが基本

1 感染予防対策の基本

予防対策

●標準予防策（スタンダードプリコーション）を基本に

　在宅におけるさまざまなリスクの中で、感染症のリスクマネジメントは、感染した後（事故後）の対応よりも、予防対策に重点を置く必要があります。その中心となる考え方が、標準予防策（スタンダードプリコーション）です。

　標準予防策とは、

感染症がある・ないにかかわらず、すべての患者（人）に実施する予防策

です。この考え方の下では、すべての利用者の、①血液、②汗を除くすべての体液・分泌物・排泄物、③粘膜、④損傷した皮膚（傷）を「感染の可能性のある物質」とみなします。そして、感染経路（空気感染・飛沫感染・接触感染）の遮断によって、感染のリスクを減少させるのです。

●「流水での手洗い」が感染予防の基本

　そこで基本となるのが「流水で手を洗うこと」です。手を洗うことで、感染の可能性のある物質の拡散を断ち切るのです。

　この「手を洗う」ことが意外ときちんとできていないのが訪問看護師です。訪問先で、手をどう洗っているか、何を使って手を拭いているのかという点を調べ、改善すべき点は早急に再教育しなければなりません。

●利用者、利用者家族そして訪問担当者の三者を対象に

　感染経路の遮断は、訪問看護師だけができていればよいというものではありません。利用者をめぐっては、あらゆる感染経路が存在していることに気がつくでしょう。利用者自身も例外ではありません。

　そこで、利用者自身、利用者家族、あるいは他のサービススタッフに対しても、「手洗い」という感染予防の基本を指導・徹底して、感染媒介者とならないようにすることが必要です。利用者・スタッフ両者の安全と生活・生命を守る、リスク回避を念頭に、管理責任者はリスクマネジメントを考えなければなりません。

感染経路別予防策

空気感染予防策

● 空気感染とは
空気感染とは、長時間空気中に浮遊する粒子に付着した微生物による感染。口や鼻からの飛沫が乾燥した後に残る1～2ミクロンの飛沫核やほこりに病原体が付着して空気中を漂い、空気の流れによって広く撒き散らされ、吸入されて広範囲に伝播される。肺結核・咽頭結核・水痘・麻疹などが空気感染する

利用者
- 利用者が咳やくしゃみをする場合は、口と鼻をティッシュペーパーで覆ってもらうとよい
- 利用者が受診等で外出するときは、外科用マスクを着用してもらう

スタッフ・介護者
- 手洗い（手指衛生）を徹底する
- マスクの着用
- 肺結核・咽頭結核の利用者の家に入る前：N95微粒子用マスク着用
- 麻疹や水痘の免疫がない看護師が利用者宅に入る前：外科用マスクまたはN95微粒子用マスク着用

飛沫感染予防策

● 飛沫感染とは
飛沫感染は、咳嗽、くしゃみ、会話、気管内吸引時などに飛び出す5ミクロン以上の大きさの飛沫に含まれる微生物が、眼や鼻、気道粘膜と接触することによって感染する。感染者と1m以内の距離で接する際に伝播され、感染する危険がある。通常は2～3m離れると届かないと言われる。流行性耳下腺炎、風疹、インフルエンザなどが飛沫感染する

利用者
- 咳やくしゃみをする場合は、口と鼻をティッシュペーパーで覆ってもらうとよい
- 利用者が受診等で外出するときは、外科用マスクを着用してもらい、飛沫の拡散を防ぐ

スタッフ・介護者
- 手洗い（手指衛生）を徹底する
- 利用者の1m以内でケア・処置をする場合はサージカルマスクをする

接触感染予防策

● 接触感染とは
感染者との直接接触や、汚染された医療器具を介した間接接触によって起こる。看護師や介護者の汚染された手により、媒介・伝播される。創傷感染、多剤耐性菌（MRSA・多剤耐性緑膿菌など）、クロストリジウム、流行性角結膜炎、疥癬、ノロウイルスなどが接触感染の主なもの

スタッフ・介護者
- 手洗い（手指衛生）を徹底する
- ケア時には手袋を着用。はずしたら手洗い（手指衛生）を行う
- 体位変換、入浴介助など密接するケアを行う場合や、角化型疥癬の利用者の場合などはガウンを着用する

予防対策 2　手洗い（手指衛生）の実際

● 15秒〜 30秒を目安に流水で

「石鹸を使って流水の下で手の表裏をくまなく洗う」ことが、スタッフ全員にたたき込まれているでしょうか。

「手指消毒用アルコールなどの薬品でちょっと手をこすり合わせて終わり」は手洗いとは言えません。流水で洗い、必要に応じて手指消毒用アルコールを使用することを徹底しましょう。

訪問先での手洗いでは、水量のことにも配慮が必要です。この点もスタッフに教育しておきます。

●訪問時と退室時、2度洗う

手洗いは2度洗うことを原則します。一度に2度洗うのではなく、訪問時と退室時の2度です。

訪問時の手洗いは、外から持ち込んだ可能性のある感染物質を断ち切るため、退室時の手洗いは、持ち出す可能性のある感染物質を断ち切るためです。手洗いの意味と意味を徹底して教育しましょう。

●石鹸と（ペーパー）タオルは持参する

手洗いは訪問先の洗面所等をお借りして行いますが、石鹸と手洗い後に拭きとるタオルは持参するのが原則です。石鹸はできれば液体石鹸を、タオルはステーションごとに検討しましょう。タオルは私物の布性のものを使用しているというところ、ステーションでタオルを管理し、午前・午後1本ずつ持ち出して使い、使ったタオルはまとめて洗うというところ、なかには家族から借りているとか、ティッシュペーパーで拭いているというところもあるようですが、感染対策の観点から、ペーパータオルの使用を検討しましょう。コスト問題は二の次と判断したいところです。

●家族にもきちんと指導

家族が感染症の媒介者となることは十分考えられることです。ただし感染に対する恐れを抱かせるのではなく、手洗いが当たり前の基本と思っていただけるように、必要性と実際をきちんと指導することが大切です。

手洗い(手指衛生)の実際

当たり前のことですが、次のことを確実に守ってください

訪問バッグに必ず携帯するもの

- 液体石鹸、手指消毒用アルコール
  各自の訪問バッグに入れておき、必要時使用する
- (ペーパー)タオル
  利用者宅の洗面所等で手を洗い、拭く。訪問時と退室時に手洗いする

手洗いの方法

1. 流水と石鹸を使って手洗いする(目安15〜30秒)
2. 両手で全面をしっかりこすり合わせる
3. 流水で十分に洗い流す
4. タオルで水分をよく拭きとる

手洗いをするとき

原則

- 利用者宅を訪問したとき、できればまず手洗いする
- 医療処置をするときには、必ず、事前に手洗いする
- 処置後、あるいは利用者宅を出る前に手洗いする
  原則は、上記のように洗面所で流水で手洗いする。ただし、どうしても流水での手洗いができない場合は、手持ちの手指消毒用アルコールで手指消毒をする

特に注意して手洗いが必要なとき

- 無菌的処置の前後
- 体液や排泄物(血液・尿・便・痰・膿など)を扱ったとき
- 汚染した器具・廃棄物・洗濯物を扱ったとき
- 手袋を外したとき
- 飲食物の配膳・介助前
- 自分が食事に入る前、トイレ後や明らかに手が汚れたと思われるとき
- 事業所への出勤時と退勤時

 注意　手洗いの必要性と実際のやり方を家族にきちんと指導することも重要

予防対策 3　医療廃棄物の取り扱い

●社会ルールにのっとり、それぞれの対処方法を決めておく

　感染予防対策という観点からすると、在宅ケアで発生する医療廃棄物のことについてもリスクマネジメントを考えておく必要があります。

　対応の原則は、「社会ルールにのっとって対応すること」。その原則に従い、注射器・注射針、ガーゼや脱脂綿、そして（紙）オムツなどの取り扱いについて、それぞれの対処方法を決めておきます。

　利用者宅で処分してもらうものについては、ゴミの出し方として気をつけなければならないこととして、「他を汚染しないように、また他の人（地域の人）が不快に思わないように、ビニール袋に密閉して出しましょう」など、具体的な指導をしたいところです。

医療廃棄物の取り扱い

在宅での医療廃棄物の取り扱いには、特に留意すること
地域社会の中で他への感染を予防し、危害を与えないように
訪問看護師など医療関係者が十分に配慮する

在宅医療廃棄物の考え方

- 注射針等の鋭利な物は医療関係者あるいは患者・家族が医療機関へ持ち込み、感染性廃棄物として処理する
- その他の非鋭利な物は、市区町村が一般廃棄物として処理する

（環境省2005年9月8日付通知）

具体的な取り扱い例

注射器・注射針など	他を汚染しないようにし、使用したそのままで、耐貫通性のある容器などに入れて、指示を出した医療機関に返却する
中心静脈栄養・腹膜還流	地域のルールを確認する 業者が配達・送付などを行っている場合は、業者が責任を持って回収することもある 基本的には、指示を出している医療機関の責任において回収処分する
オムツ	一般ゴミとして出す 他の人が不快に思わないように、また他を汚染しないよう家族・介護者に指導する

おわりに

　2012年5月に[第1版]を出して4年、おかげさまで絶版になるほど多くの方に読んでいただきました。しかし、新規開設の訪問看護ステーションが多いこと、それに伴って新人訪問看護師が多数を占める現場では、まだまだ「在宅ケアにおけるリスクマネジメント」が浸透していません。私たちはまだ発信し続けなければならない！——という思いで、[第2版]を送り出すことにいたしました。

　今、"看護"だけで生活者を支えられる時代ではありません。多職種、特に介護との協働が大切です。そして、これからナースの発想で必要なのは"日常生活支援のプロ"としての力を再確認して、その技を磨いていくこと。介護との連携は、そこがいちばんのポイントとなります。

　そこで、[第2版]においては、看護と介護の連携の場である地域密着型サービスにおけるリスクマネジメントを追加しました。本書が、看護職のみならず、地域の現場の多くの方の実践に役立てば誠に幸いです。

　最後に、[第1版]の発行までに1年半もの長期間、粘り強く頑張り、今回の[第2版]刊行にも力を発揮した小菅紀子・竹森志穂・平野智子・松井知子の執筆陣、私たちの思いを本にする機会を与えてくれた日本看護協会出版会の望月正敏さん、そして一番の功労者である自由工房の小松富美子さんに感謝いたします。

2016年9月9日
執筆者を代表して
宮崎和加子

在宅ケア リスクマネジメントマニュアル [第2版]

2012年5月25日　第1版第1刷発行　　　　　　　　　〈検印省略〉
2016年10月1日　第2版第1刷発行

編集・執筆	宮崎和加子
執　　筆	小菅紀子／竹森志穂／平野智子／松井知子
発　　行	株式会社 日本看護協会出版会 〒150-0001 東京都渋谷区神宮前5-8-2　日本看護協会ビル4階 〈注文・問合せ／書店窓口〉TEL/0436-23-3271　FAX/0436-23-3272 〈編集〉TEL/03-5319-7171 http://www.jnapc.co.jp
装　　丁	新井田清輝
表紙イラスト	五十嵐仁之
本文イラスト	北井卓子（医療法人樫本会 樫本病院）
編集制作協力	株式会社 自由工房
協　　力	有限会社 ナースケア／医療法人財団 健和会
印　　刷	三報社印刷 株式会社

本書の一部または全部を許可なく複写・複製することは著作権・出版権の侵害になりますのでご注意ください。
©2016 Printed in Japan　　　　　　　　　　　　　　　ISBN978-4-8180-1989-8